Luan Ferr

Arturiani
Guarigione Energética

Titolo Originale: *Arcturianos – Cura Energética*
Copyright © 2023, pubblicato nel 2024 da **Ahzuria Publishing** (Luiz Antonio dos Santos ME).
Questo libro esplora le pratiche di guarigione energetica e le connessioni con le energie sottili, promuovendo benessere, equilibrio e autoconoscenza. Il suo scopo è ispirare lo sviluppo personale e fornire una guida pratica e completa sull'argomento. Si sottolinea che il contenuto non sostituisce consulenze mediche o psicologiche professionali.

Seconda Edizione
Team di Produzione:
Autore: *Luan Ferr*
Correzione di bozze: *Virginia Moreira dos Santos*
Progetto grafico e impaginazione: *Arthur Mendes da Costa*
Copertina: *Anderson Casagrande Neto*
Traduzione: *Angelo Amoresi*

Pubblicazione e Identificazione
Guarigione energetica / Di *Luan Ferr*
Casa Editrice: Ahzuria Publishing, 2024
Categorie: Corpo, Mente e Spirito / Spiritualità
DDC: 158.1
CDU: 613.8

Copyright
Tutti i diritti sono riservati a:
Booklas Publishing / Luiz Antonio dos Santos ME
Nessuna parte di questo libro può essere riprodotta, distribuita o trasmessa in qualsiasi forma o con qualsiasi mezzo, elettronico o cartaceo, senza previa autorizzazione scritta del titolare del copyright.

Sintesi

Premessa 6
1 Oltre il conosciuto 8
2 I misteri dell'universo 11
3 Messaggeri cosmici 14
4 I principi della coscienza 17
5 La frequenza arturiana 20
6 Guardiani della pace 25
7 Evoluzione spirituale 28
8 Segni, simboli e canalizzazioni 31
9 Guarigione cosmica 34
10 Viaggi astrali e incontri dimensionali 37
11 L'ascesa della coscienza 40
12 Liberare il potenziale divino 43
13 Strumenti per la trasformazione 46
14 Bambino stellare 49
15 L'espansione della coscienza 52
16 Collaborazione intergalattica 55
17 Accesso alle dimensioni superiori 58
18 Ripristinare l'equilibrio energetico 60
19 Coscienza planetaria 63
20 L'antica conoscenza 66
21 Trasformazione vibrazionale 69
22 Unità nel multiverso 72
23 Percorso spirituale 74
24 Guarigione e trasformazione 77

25 Attirare esperienze allineate 80
26 Coscienza collettiva 83
27 Manifestazione consapevole 86
28 Viaggio dell'anima 91
29 Unificazione della coscienza 96
30 Maestria spirituale 101
31 Scopo cosmico 106
32 Espansione della coscienza 109
33 Armonizzazione energetica 111
34 Capacità multidimensionali 113
35 Coscienza galattica 121
36 Riconnettersi con la Sorgente 124
37 Luce Arturiana 127
38 L'ascesa dell'umanità 129
39 Unità cosmica 132
40 Parte pratica 135
41 Canalizzazione 136
42 Scrittura automatica 140
43 Meditazione 143
44 Visualizzazione 146
45 Parlare in trance 149
46 Comunicazione telepatica 152
47 Connettersi con il Sé interiore 155
48 Connettersi con il Sé superiore 158
49 Immobilità 161
50 Autoconnessione 164
51 Guarigione energetica 167

52 Guarigione cosmica 170
53 Viaggi astrali e incontri interdimensionali 173
54 Espansione della coscienza 176
55 Attivare il DNA 179
56 Respirazione consapevole 182
57 Rigenerazione cellulare 185
58 Trovare il Bambino Stellare 188
59 Accedere allo stargate 191
60 Trasmutazione energetica 194
61 Ancoraggio 197
62 Risonanza Arturiana 200
63 Conoscenza di sé 203
64 Riconoscere i doni 207
65 Irradiare la Luce Arturiana 210
66 Aumento di coscienza 213
Ringraziamenti 216

Premessa

Indipendentemente dalla vostra religione, dal vostro modo di credere o da come vedete tutto ciò che vi circonda, la vostra origine è divina e, poiché è divina, l'energia che permea ogni cosa è sempre a portata di mano. Siamo parte di un tutto più grande.

Dopo molte ricerche, ho scoperto che in molte culture diverse c'è la convinzione che le energie che non possiamo vedere o sentire abbiano il controllo su tutto ciò che ci circonda. Anche in culture completamente diverse e distanti tra loro un oceano, i loro modi di credere in ciò che non si può vedere sono identici nell'essenza.

Le culture di tutto il pianeta hanno creduto, da sempre, negli dei che controllano tutto e hanno reso omaggio a queste divinità per meritare i loro favori. Questa forma di fede è radicata nel DNA umano, non si può sfuggire, quindi abbiamo sempre creduto e sempre crederemo in qualcosa di più grande di noi. Ma l'umanità è andata avanti, non viviamo più nell'ignoranza.

Gli scienziati direbbero che ciò che chiamiamo religiosità, fede o come volete chiamarla, non è altro che uno stato mentale, ma tutti concordano sul fatto che quando cerchiamo forza nell'ignoto, il nostro stato mentale cambia, il nostro modo di vedere il mondo cambia e il miracolo accade.

Mentre scrivevo questo libro sulla guarigione energetica, mi sono convinto che molti disturbi non hanno le loro radici nel corpo fisico, anche se è in questo corpo fisico che si manifesta il male. Questa manifestazione avviene perché siamo esseri dotati di cinque sensi, per cui ci rendiamo conto di un male installato solo quando avanza oltre la sfera energetica e raggiunge questi sensi.

Nelle pagine che seguono esploreremo le profondità della guarigione energetica, addentrandoci nei misteri e nelle antiche pratiche che permeano diverse tradizioni. Scopriremo come l'energia sottile possa essere canalizzata, diretta e utilizzata per promuovere l'equilibrio, l'armonia e il benessere nella nostra vita.

In questo libro, condividerò le conoscenze sulla guarigione energetica in forma teorica, per poi spiegare (nei capitoli finali) le tecniche relative a ciascuna pratica.

Buona lettura

1
Oltre il conosciuto

L'universo è molto più vasto di quanto possiamo immaginare. All'interno di questo universo infinito, esiste una razza cosmica conosciuta come gli Arturiani, esseri straordinari che suscitano la curiosità di coloro che cercano di comprendere le meraviglie del cosmo. In questo libro intraprendiamo un viaggio oltre il conosciuto, entrando nell'affascinante mondo degli Arturiani, dalle cure energetiche all'espansione della coscienza.

Gli Arturiani sono una civiltà avanzata che risiede nel sistema stellare di Arturo, situato nella costellazione di Boötes. La loro esistenza risale a millenni fa e hanno svolto un ruolo significativo nello sviluppo spirituale e nell'evoluzione delle specie in tutto l'universo. Dotati di una tecnologia e di una saggezza molto avanzate, gli Arturiani sono considerati maestri della luce e della coscienza.

Nel corso dei secoli, gli Arturiani sono stati fonte di ispirazione e guida per molti ricercatori della verità. La loro conoscenza copre un'ampia gamma di argomenti, dalle leggi universali alla guarigione energetica, alla manifestazione consapevole e alla spiritualità espansa. La saggezza degli Arturiani è radicata nella comprensione dell'unità di tutta la creazione e del potere dell'amore incondizionato come forza trasformativa.

Una caratteristica che definisce gli Arturiani è il loro approccio pacifico e benevolo a tutte le forme di vita. Riconoscono l'importanza dell'armonia universale e lavorano instancabilmente per mantenere l'equilibrio energetico a tutti i livelli. Gli Arturiani sono veri e propri guardiani della pace, dediti a diffondere comprensione, compassione e guarigione in tutto il cosmo.

Oltre alle loro avanzate capacità tecnologiche, gli Arturiani possiedono straordinarie capacità psichiche e sensoriali. Sono maestri nell'arte della canalizzazione, in grado di connettersi con altre forme di vita che ricevono da loro messaggi e indicazioni cosmiche. La comunicazione con gli Arturiani è spesso trasmessa attraverso simboli, segni e sogni, che aprono portali di comprensione e rivelano verità profonde.

Sintonizzandosi sulla frequenza degli Arturiani, è possibile sperimentare un aumento della coscienza ed espandere la propria comprensione dell'universo. Questa connessione con gli Arturiani può portare a un risveglio spirituale e a una profonda trasformazione personale. È come se i confini del conosciuto svanissero, permettendo alla mente e al cuore di aprirsi a una realtà più grande e significativa.

Il nostro viaggio verso la comprensione degli Arturiani è appena iniziato. Esplorando più a fondo la loro cultura, la loro saggezza e la loro influenza, ci immergeremo in un oceano di conoscenze ed esperienze che sfideranno le nostre percezioni e ci inviteranno a espandere i nostri orizzonti. Preparatevi a intraprendere questa incredibile avventura e a scoprire i segreti custoditi dagli Arturiani, avvicinandoci a una comprensione più profonda di noi stessi e del vasto cosmo che ci circonda.

2
I misteri dell'universo

Nel vasto ed enigmatico universo, ogni razza cosmica ha una storia unica e affascinante. Addentriamoci nei misteri che circondano le origini degli Arturiani, cercando di capire le origini e lo scopo della loro esistenza unica.

La storia degli Arturiani risale a un'epoca precedente alla memoria collettiva. Sono emersi in un momento in cui l'universo era ancora in formazione, quando le stelle stavano nascendo e i pianeti cominciavano a solidificarsi. Gli Arturiani sono emersi come una razza di esseri altamente evoluti, il cui sviluppo è profondamente legato all'espansione della coscienza e alla ricerca della saggezza universale.

L'origine precisa degli Arturiani rimane un mistero. Essi credono che le loro radici siano intrecciate con forze cosmiche primordiali, che si manifestano in modi unici nel corso della loro evoluzione. Alcuni Arturiani credono di essere una specie ibrida, il risultato di un incrocio tra diverse razze galattiche, mentre altri ritengono di essere esseri di pura luce, la cui essenza trascendentale trascende le limitazioni fisiche.

Una caratteristica notevole degli Arturiani è il loro profondo legame con la spiritualità e la coscienza espansa. Fin dai primi stadi della loro evoluzione, hanno dimostrato una naturale affinità con le dimensioni superiori della conoscenza e un'intima comprensione delle leggi universali. Attraverso pratiche di meditazione, introspezione e ricerca interiore, gli Arturiani hanno affinato la loro capacità di connettersi con l'essenza divina dell'universo e di accedere a piani di esistenza al di là della comprensione umana.

L'evoluzione degli Arturiani è stata guidata dall'incessante ricerca della verità e dal desiderio di condividere la loro saggezza con altre razze cosmiche. Nel corso della loro esistenza, hanno stabilito una rete di comunicazione e interazione con le civiltà di tutta la galassia, condividendo conoscenze, scambiando informazioni e contribuendo alla crescita reciproca. Gli Arturiani hanno svolto un ruolo fondamentale nella formazione e nello sviluppo di molte culture e società cosmiche, lasciando il loro segno in ogni angolo dell'universo.

Mentre esploriamo le origini degli Arturiani, è importante riconoscere che la loro esistenza trascende il tempo e lo spazio. Sono esseri multidimensionali, capaci di trascendere i confini del tempo lineare e di accedere a diverse realtà simultaneamente. La loro concezione del tempo è non lineare e permette loro di intravedere le molteplici possibilità dell'universo e di influenzare la traiettoria del destino cosmico.

Sebbene gli Arturiani siano una razza avanzata e saggia, hanno anche affrontato sfide e ostacoli. Nel corso dei secoli, hanno imparato a superare i limiti della dualità e a connettersi con il potere dell'amore incondizionato come forza trasformatrice. Questa profonda comprensione dell'unità e della connessione universale è alla base della loro saggezza e guida il loro cammino nell'universo.

Approfondendo i misteri dell'universo e le origini degli Arturiani, saremo condotti in un regno di scoperta e riflessione che sfida la nostra comprensione convenzionale. Preparatevi a espandere i vostri orizzonti e a scoprire i segreti nascosti dietro le stelle mentre continuiamo il nostro viaggio nella vastità cosmica.

3
Messaggeri cosmici

Gli Arturiani hanno mantenuto una vibrante connessione con la Terra, riconoscendo l'importanza del nostro pianeta come punto focale per la trasformazione e l'ascensione spirituale. Gli Arturiani vedono la Terra come una scuola di apprendimento, dove le anime hanno l'opportunità di sperimentare la dualità ed evolvere verso la luce.

Come messaggeri cosmici, gli Arturiani svolgono un ruolo cruciale nella comunicazione tra le diverse razze galattiche e l'umanità. Agiscono come intermediari, trasmettendo insegnamenti, guida ed energie di guarigione. Gli Arturiani hanno una profonda comprensione dei bisogni e delle sfide della Terra e si impegnano ad assisterla nella sua ascensione.

Uno dei modi in cui gli Arturiani si connettono con l'umanità è attraverso la canalizzazione. Comunicano con esseri umani sensibili e risvegliati, trasmettendo messaggi di saggezza, amore e sostegno. Attraverso queste canalizzazioni, gli Arturiani offrono una guida preziosa per l'evoluzione spirituale e la creazione di una realtà più elevata e armoniosa.

Oltre alla comunicazione diretta, gli Arturiani inviano anche energie e frequenze di guarigione. Queste energie fungono da catalizzatore per la trasformazione e l'espansione della coscienza. Gli Arturiani lavorano a stretto contatto con gli esseri elementali (i guardiani della Terra) per purificare ed equilibrare le energie del pianeta, promuovendo la guarigione e il ripristino dell'equilibrio naturale.

La presenza degli Arturiani sulla Terra non si limita al regno energetico. Sono anche noti per effettuare visite astrali e incontri dimensionali con coloro che sono pronti a riceverli. Durante queste esperienze, gli Arturiani condividono insegnamenti avanzati, espandono la coscienza e attivano potenziali latenti negli individui, accelerando la loro crescita spirituale.

Gli Arturiani comprendono l'importanza dell'unità e della cooperazione tra le diverse razze cosmiche. Promuovono la collaborazione intergalattica, unendo le forze con altre civiltà per promuovere il progresso spirituale e l'espansione della coscienza in tutto l'universo. Gli Arturiani ricordano all'umanità che siamo tutti esseri interconnessi, parte di una rete cosmica di amore e luce.

Approfondendo la comprensione del legame degli Arturiani con la Terra, possiamo renderci conto della portata della loro presenza e della loro influenza. Sono messaggeri di una coscienza superiore, che ci ricordano la nostra essenza divina e ci permettono di percorrere il cammino dell'evoluzione spirituale.

Preparatevi a sintonizzarvi con le energie degli Arturiani, aprite il vostro cuore ai loro messaggi e permettete alla loro presenza divina di guidarvi nel vostro viaggio di risveglio. Nel bel mezzo delle turbolenze e delle sfide del mondo, gli Arturiani ci offrono la loro luce e la loro saggezza, ricordandoci che siamo co-creatori di una realtà basata sull'amore, sull'unità e sulla coscienza espansa.

4
I principi della coscienza

Al centro della coscienza arturiana si trova un insieme di principi fondamentali che ne guidano l'esistenza e l'interazione con l'universo. Esploreremo questi principi e come si manifestano nella vita degli Arturiani, sottolineando il ruolo centrale dell'amore e dell'unità nella loro filosofia.

Per gli Arturiani, l'amore è la forza primordiale che permea l'intero cosmo. Si rendono conto che l'amore è l'essenza divina di tutto ciò che esiste e che è attraverso l'amore che si verificano la guarigione, la trasformazione e l'elevazione spirituale. L'amore è il tessuto che collega tutte le forme di vita, trascende le barriere del tempo e dello spazio e crea una profonda armonia tra tutte le creature dell'universo.

Nella coscienza arturiana, l'amore è visto come un'energia vibrante e potente che fluisce liberamente, senza restrizioni o giudizi. È un amore incondizionato, privo di aspettative o limitazioni, che abbraccia tutta la creazione. Gli Arturiani ci invitano ad aprire i nostri cuori a questo amore incondizionato, permettendo che si manifesti nella nostra vita e nelle nostre interazioni con gli altri.

Oltre all'amore, l'unità è un principio essenziale della visione del mondo arturiana. Gli Arturiani riconoscono che tutte le forme di vita sono interconnesse e che siamo parte di un tutto più grande. Capiscono che la separazione e la divisione sono illusioni della mente umana e che, in realtà, siamo tutti aspetti interconnessi della coscienza universale.

Nella coscienza arturiana, l'unità è valorizzata e coltivata come uno stato di consapevolezza espansa. Gli Arturiani ci incoraggiano a trascendere i confini della dualità e a riconoscere l'interconnessione di tutte le cose. Abbracciando l'unità, siamo in grado di superare le differenze superficiali e di unirci in uno scopo comune di evoluzione spirituale e armonia cosmica.

Questi esseri straordinari ci invitano a ricordare la nostra natura divina e l'intrinseca connessione che condividiamo. Ci insegnano che, agendo con amore e unità, possiamo superare i conflitti, guarire le ferite e creare una realtà basata sulla compassione, sulla cooperazione e sul rispetto reciproco.

La coscienza arturiana ci ricorda che la ricerca dell'amore e dell'unità inizia internamente. È attraverso l'amore per se stessi e l'accettazione della propria essenza divina che diventiamo canali per irradiare amore e promuovere l'unità intorno a noi. Gli Arturiani ci incoraggiano a nutrire e coltivare una relazione d'amore con noi stessi, riconoscendo la nostra luce e il nostro valore intrinseco.

Quando ci apriamo ai principi della coscienza arturiana, siamo invitati a trasformare la nostra vita e a co-creare una nuova realtà in sintonia con l'amore e l'unità. Gli Arturiani sono qui per guidarci in questo viaggio, ricordandoci la nostra natura divina e permettendoci di vivere una vita piena di amore, compassione e armonia.

5
La frequenza arturiana

Ora approfondiremo il tema della frequenza arturiana e di come la sintonizzazione con questa energia superiore possa trasformare la nostra esperienza di vita.

La frequenza arturiana si riferisce alla specifica vibrazione energetica associata agli Arturiani e alla loro coscienza espansa. Questa frequenza risuona a un'ottava superiore, trascendendo le limitazioni della realtà tridimensionale in cui siamo immersi. Connettendoci con la frequenza arturiana, apriamo le porte a una coscienza più elevata e a un maggiore allineamento con il nostro sé divino.

Gli Arturiani sono maestri nel lavorare con l'energia e la frequenza. Capiscono che tutto nell'universo è costituito da energia vibrazionale e che possiamo influenzare la nostra realtà attraverso la manipolazione consapevole di questa energia. Sintonizzando la nostra vibrazione sulla frequenza arcturiana, diventiamo canali per l'energia superiore, consentendole di fluire attraverso di noi e di trasformare la nostra vita in modo profondo.

Uno dei modi per sintonizzarsi sulla frequenza arturiana è la meditazione. Calmando la mente e aprendoci all'esperienza presente, possiamo connetterci con le energie sottili che permeano l'universo. Gli Arturiani ci invitano a coltivare momenti di quiete e contemplazione, permettendo alla frequenza Arturiana di avvolgerci e di elevarci in stati di coscienza espansa.

Per ora ci limiteremo alle spiegazioni tecniche delle frequenze arturiane e dei meccanismi per raggiungerle. Le tecniche di meditazione saranno spiegate nei capitoli successivi.

Oltre alla meditazione, anche l'intenzione e la visualizzazione consapevole (le cui tecniche saranno spiegate nel corso del libro) sono strumenti potenti per sintonizzarsi sulla frequenza arturiana. Orientando l'intenzione e l'immaginazione, possiamo creare intorno a noi un campo energetico che risuona con la vibrazione arcturiana. Visualizzare se stessi immersi in una luce bluastra, il colore associato agli Arturi, può aiutare a rafforzare questa connessione e ad aprire i canali della saggezza e della guarigione arturiana.

Anche la musica e il suono svolgono un ruolo importante nella sintonizzazione con la frequenza arturiana. Gli Arturiani hanno una profonda comprensione dell'influenza del suono e delle vibrazioni sulla coscienza umana. Ascoltando musica o frequenze che risuonano con l'energia arturiana, possiamo innalzare la nostra vibrazione e connetterci più profondamente con la loro coscienza.

Per approfondire l'argomento, può essere importante sottolineare che, dal punto di vista arturiano, la "frequenza arturiana" non si riferisce a una specifica frequenza sonora in termini di hertz. Si tratta invece di un'espressione che rappresenta uno stato di coscienza e di energia vibrazionale associato agli Arturiani e alle dimensioni superiori dell'esistenza.

Detto questo, se consideriamo le gamme di frequenze sonore percepibili dall'orecchio umano, ci sono alcune frequenze che vengono spesso citate in relazione alla spiritualità, alla guarigione e all'espansione della coscienza. Per esempio:

Frequenza Solfeggio: la frequenza di 528 Hz è spesso associata alla trasformazione, alla riparazione del DNA e alla guarigione. È nota come frequenza "miracolosa" e viene utilizzata nelle pratiche terapeutiche e meditative.

Delta e Theta: le gamme di frequenza delle onde cerebrali delta (0,5-4 Hz) e theta (4-8 Hz) sono collegate a stati di rilassamento profondo, meditazione, intuizione e accesso a stati di coscienza espansa.

Tuttavia, è importante sottolineare che queste frequenze sono riferimenti comuni nel contesto generale della spiritualità e della musica terapeutica e non sono necessariamente legate in modo specifico alla frequenza arturiana.

Per quanto riguarda gli stili musicali che possono essere consigliati per raggiungere uno stato di coscienza superiore e sintonizzarsi con l'energia arturiana, ciò può variare a seconda delle preferenze individuali. Alcune persone possono trovare questa connessione attraverso generi musicali come la musica ambientale, la musica new age, la musica classica, la musica con strumenti etnici o anche la musica meditativa o i mantra.

La chiave è scegliere la musica che evoca un senso di pace, espansione, connessione con il divino e che risuona con la propria essenza. È un processo di sperimentazione personale per scoprire quali stili di musica toccano il cuore e aiutano ad aumentare la vibrazione, facilitando così la connessione con l'energia arturiana e gli stati di coscienza superiori.

È importante ricordare che la sintonizzazione con la frequenza arturiana non si limita alle tecniche esterne. È un invito a coltivare stati di coscienza superiore nella nostra vita quotidiana. Ciò significa essere consapevoli dei nostri pensieri, parole e azioni, cercando di allinearli con l'energia dell'amore, dell'unità e della compassione. Si tratta di vivere in coerenza con i principi della coscienza arturiana e di permettere loro di informare il nostro modo di essere e di interagire con il mondo che ci circonda.

Sintonizzandoci sulla frequenza arturiana, apriamo la strada al risveglio della nostra coscienza cosmica. Ci riconnettiamo con la nostra essenza divina e accediamo a una comprensione più ampia dello scopo della nostra esistenza. In questa sintonia, siamo in grado di sperimentare la vita con maggiore chiarezza, gioia ed espansione, mentre ci allineiamo con il flusso dell'universo.

6
Guardiani della pace

Gli Arturiani sono noti come maestri di pace e armonia. La loro società si basa su principi di cooperazione, compassione e rispetto reciproco. Comprendono profondamente l'interconnessione di tutti gli esseri e l'importanza di vivere in armonia tra loro e con il cosmo.

Come guardiani della pace, gli Arturiani svolgono un ruolo vitale nel mantenere l'equilibrio energetico dell'universo. Lavorano in collaborazione con altre civiltà stellari per promuovere la pace, la stabilità e l'evoluzione spirituale nei diversi sistemi planetari.

Uno dei modi in cui gli Arturiani contribuiscono all'armonia universale è la trasmissione di energia curativa e di luce. Sono in grado di canalizzare energie cosmiche ad alta vibrazione, inviandole nei luoghi e negli esseri che ne hanno più bisogno. Questa energia curativa agisce a livello fisico, emotivo e spirituale, ristabilendo l'equilibrio e promuovendo l'armonia interiore ed esteriore.

Inoltre, gli Arturiani sono eccellenti mediatori e facilitatori di conflitti. Hanno una profonda comprensione delle dinamiche interdimensionali e sono in grado di lavorare a livelli sottili per risolvere le controversie e promuovere la riconciliazione. Il loro approccio si basa sulla compassione, sull'empatia e sulla ricerca di soluzioni che vadano a beneficio di tutte le parti coinvolte.

Un altro aspetto importante del ruolo degli Arturiani nell'armonia universale è il loro lavoro di insegnanti e mentori spirituali. Condividono la loro saggezza ancestrale e aiutano le altre civiltà a espandere la loro coscienza e a risvegliarsi alla loro vera natura. Gli Arturiani incoraggiano l'evoluzione spirituale, offrendo insegnamenti e pratiche che aiutano la crescita individuale e collettiva.

Inoltre, gli Arturiani sono coinvolti in progetti di guarigione planetaria. Lavorano insieme ad altre razze stellari per ripristinare l'equilibrio ecologico ed energetico dei pianeti, aiutando a guarire le ferite causate da guerre, distruzione ambientale e squilibri energetici. Il loro approccio si basa sulla coscienza collettiva e sulla consapevolezza che tutti gli esseri sono interconnessi.

Gli Arturiani ci ispirano ad assumerci la responsabilità della nostra pace interiore e a contribuire alla pace nel mondo che ci circonda. Ci ricordano che la pace inizia dentro di noi e si diffonde all'esterno.

Coltivando la pace e l'armonia nella nostra vita, contribuiamo alla creazione di una società più pacifica ed equilibrata.

Gli Arturiani svolgono un ruolo essenziale nell'armonia universale. Come guardiani della pace, lavorano per promuovere la stabilità, la guarigione e la crescita spirituale in diversi sistemi planetari. Il loro lavoro come trasmettitori di energia curativa, mediatori di conflitti, insegnanti spirituali e agenti di guarigione planetaria evidenzia la loro dedizione a contribuire all'evoluzione e alla pace nel cosmo.

Mentre progrediamo nel nostro viaggio verso l'illuminazione, possiamo imparare molto dagli Arturiani e incorporare i loro principi di pace, amore e armonia nella nostra vita. Così facendo, diventiamo co-creatori di un mondo più pacifico e armonioso, in linea con la missione degli Arturiani di guidare l'umanità verso l'illuminazione.

7
Evoluzione spirituale

Gli Arturiani possiedono un'antica saggezza che attraversa le epoche e le dimensioni. Questa saggezza copre molti aspetti dell'esistenza, dalla natura della coscienza ai segreti dell'universo. Hanno una profonda comprensione delle leggi universali e delle forze cosmiche che governano il funzionamento del mondo.

Uno degli insegnamenti fondamentali degli Arturiani è l'importanza dell'amore incondizionato. Ci ricordano che l'amore è l'essenza dell'universo e la forza che collega tutte le cose. L'amore incondizionato trascende l'ego e ci permette di vedere oltre le differenze superficiali, riconoscendo l'unità di fondo di tutto ciò che esiste. Praticando l'amore incondizionato, espandiamo la nostra coscienza e ci allineiamo con l'essenza divina che risiede in tutti noi.

Inoltre, gli Arturiani ci insegnano l'importanza dell'autotrasformazione e la costante ricerca dell'evoluzione spirituale. Ci incoraggiano a esplorare la nostra interiorità, a mettere in discussione le nostre convinzioni e i nostri schemi limitanti e a cercare una maggiore comprensione di noi stessi e dello scopo della nostra esistenza. Attraverso l'autoriflessione e la pratica di tecniche spirituali, possiamo espandere la nostra coscienza e risvegliarci alla nostra vera natura.

Un altro insegnamento degli Arturiani è la consapevolezza che siamo esseri multidimensionali. Ci ricordano che la nostra esistenza trascende la realtà fisica e che abbiamo accesso a dimensioni superiori della coscienza. Abbracciando la nostra natura multidimensionale, possiamo esplorare diversi aspetti di noi stessi, accedere a conoscenze e abilità latenti ed espandere la nostra percezione della realtà.

Gli Arturiani ci insegnano anche l'importanza di connetterci con la natura e l'universo. Ci ricordano che siamo parte integrante del tessuto cosmico e che la natura è uno specchio della nostra stessa essenza. Ricollegandoci alla natura e onorando la sua saggezza, alimentiamo la nostra connessione con il tutto e rafforziamo il nostro legame con l'universo.

Un altro aspetto centrale degli insegnamenti arturiani è la pratica della meditazione e della quiete interiore. Ci invitano a interiorizzare, a calmare la mente e ad accedere a stati di coscienza espansa. Attraverso la meditazione, possiamo connetterci con la nostra intuizione, accedere a informazioni e conoscenze sottili e sperimentare un profondo senso di pace e di connessione con il divino.

Gli insegnamenti arturiani sono una fonte di ispirazione e di guida per chi cerca l'evoluzione spirituale. Ci invitano a elevare la nostra coscienza, a praticare l'amore incondizionato, a esplorare la nostra natura multidimensionale e a coltivare una profonda connessione con l'universo. Integrando questi insegnamenti nel nostro cammino spirituale, possiamo espandere la nostra coscienza, risvegliarci alla nostra vera natura e contribuire alla trasformazione positiva del mondo che ci circonda.

8
Segni, simboli e canalizzazioni

Mentre esploriamo il mondo degli Arturiani e la loro saggezza, ci si chiede come comunicare con queste potenti entità cosmiche. Gli Arturiani hanno un modo unico di connettersi con noi, utilizzando segni, simboli e persino la canalizzazione per trasmettere messaggi e indicazioni.

La comunicazione con gli Arturiani inizia spesso con la percezione di segni e sincronicità nella nostra vita quotidiana. Questi segni possono manifestarsi in vari modi, come ripetizioni numeriche, incontri inaspettati, schemi onirici vividi o persino messaggi che sembrano uscire dal nulla. Questi segni sono come richiami degli Arturiani, che ci ricordano la loro presenza e ci invitano a prestare attenzione.

Oltre ai segni, gli Arturiani comunicano anche attraverso i simboli. Questi simboli possono apparire nelle meditazioni, nei sogni o anche nelle situazioni quotidiane. Ogni simbolo ha un significato unico e personale che risuona con l'individuo che riceve il messaggio. È importante fidarsi del proprio intuito quando si interpretano questi simboli, perché possono rivelare informazioni preziose sul nostro cammino spirituale e sullo scopo della nostra vita.

Un altro metodo per comunicare con gli Arturiani è la pratica della canalizzazione. La canalizzazione consiste nell'aprirsi a ricevere messaggi e informazioni direttamente dagli Arturiani o da entità superiori. Può essere fatto attraverso la scrittura automatica, il discorso in trance o persino la comunicazione telepatica. La canalizzazione richiede una profonda connessione con il nostro sé interiore e uno stato di ricettività per permettere ai messaggi di fluire attraverso di noi. È importante praticare il discernimento quando si ricevono messaggi canalizzati e cercare di convalidare l'autenticità delle informazioni attraverso il proprio intuito e discernimento.

Inoltre, gli Arturiani ci invitano a sviluppare una comunicazione più sottile e intuitiva con loro. Questo può essere fatto attraverso la pratica regolare della meditazione, della quiete interiore e della connessione con se stessi. Tranquillizzando la mente e aprendo il cuore, possiamo stabilire una connessione più profonda con gli Arturiani e ricevere una guida intuitiva nella nostra vita.

È importante sottolineare che la comunicazione con gli Arturiani è un'esperienza individuale e personale. Ogni persona può avere un modo unico di connettersi con loro e non c'è un approccio giusto o sbagliato. L'importante è coltivare una mente aperta, fidarsi della propria intuizione ed essere disposti a ricevere i messaggi e la guida che gli Arturiani hanno per noi.

Quando ci apriamo alla comunicazione con gli Arturiani, possiamo ricevere intuizioni profonde, una guida illuminante e una sensazione di amorevole sostegno. Questa comunicazione ci ricorda che siamo collegati a un universo vasto e benevolo, che ci guida sempre nel nostro viaggio spirituale.

9
Guarigione cosmica

Gli Arturiani sono conosciuti come potenti agenti di guarigione cosmica, capaci di assistere il processo di trasformazione e di equilibrio energetico a livelli profondi. La loro connessione con l'energia universale e la loro elevata consapevolezza conferiscono loro straordinarie capacità di guarigione, che possono essere indirizzate a beneficio dell'umanità.

Uno dei modi in cui gli Arturiani agiscono come agenti di trasformazione è la guarigione energetica. Hanno la capacità di individuare e lavorare con i campi energetici sottili del corpo umano, identificando blocchi, squilibri e schemi disfunzionali. Grazie alla loro comprensione dell'energia cosmica e alla loro capacità di manipolarla, gli Arturiani sono in grado di canalizzare le energie di guarigione per sciogliere i blocchi, ripristinare un flusso energetico sano e promuovere la guarigione olistica.

Inoltre, gli Arturiani offrono anche un sostegno emotivo e spirituale durante il processo di guarigione. Sono presenti come guide compassionevoli e amorevoli, pronte ad aiutarci a comprendere le origini emotive dei nostri squilibri e a superare i traumi del passato. La loro energia amorevole e accogliente ci avvolge in un abbraccio energetico di guarigione, fornendoci conforto, chiarezza e intuizioni che ci permettono di rilasciare gli schemi limitanti e di muoverci verso la completezza.

Un potente strumento che gli Arturiani utilizzano per la guarigione cosmica è la geometria sacra. Comprendono le proporzioni geometriche e i modelli che costituiscono la base dell'universo, e questi modelli possono essere usati per riallineare e ristrutturare l'energia a livelli sottili. Gli Arturiani lavorano con queste forme geometriche sacre per creare camere di guarigione, dove l'energia viene trasformata e ricalibrata per promuovere la guarigione olistica.

La guarigione cosmica portata avanti dagli Arturiani non si limita all'individuo, ma comprende anche la collettività e il pianeta nel suo complesso. Lavorano in collaborazione con altre entità cosmiche ed esseri di luce per portare guarigione ed equilibrio alla coscienza collettiva dell'umanità. Il loro obiettivo è quello di innalzare la vibrazione planetaria, aiutando a guarire vecchie ferite, risvegliando la coscienza e guidando l'umanità verso la sua evoluzione spirituale.

È importante sottolineare che la guarigione cosmica degli Arturiani non si limita al livello fisico, emotivo o spirituale, ma raggiunge anche il piano mentale. Lavorano in armonia con la mente umana, aiutando a ristrutturare gli schemi di pensiero limitanti, le credenze negative e i condizionamenti che ci impediscono di accedere al nostro potenziale più elevato. Con la loro assistenza, possiamo sbloccare schemi mentali dannosi, espandere la nostra coscienza e risvegliarci a una nuova comprensione dell'universo e di noi stessi.

Gli Arturiani sono potenti agenti di trasformazione, che portano la guarigione cosmica agli individui, all'umanità e al pianeta nel suo complesso. La loro capacità di lavorare con l'energia, la geometria sacra e la coscienza elevata li pone in una posizione unica per assisterci nel nostro percorso di guarigione, crescita spirituale ed evoluzione. Connettendoci con l'energia degli Arturiani e accogliendo la loro amorevole assistenza, possiamo fare spazio alla guarigione profonda, alla trasformazione e alla manifestazione del nostro vero potenziale come esseri divini in viaggio attraverso questo vasto e misterioso universo.

10
Viaggi astrali e incontri dimensionali

L'esperienza arturiana è un viaggio affascinante oltre i limiti della realtà conosciuta, in cui gli individui hanno l'opportunità di esplorare viaggi astrali e incontri dimensionali. Gli Arturiani sono maestri di quest'arte e ci invitano a espandere la nostra coscienza, permettendoci di esplorare regni al di là della percezione ordinaria.

I viaggi astrali sono esperienze in cui la coscienza si separa temporaneamente dal corpo fisico e viaggia verso altre dimensioni o piani di esistenza. Durante questi viaggi, siamo in grado di esplorare i regni spirituali, interagire con esseri di altre sfere e accedere a conoscenze e intuizioni profonde.

Gli Arturiani sono abili guide in questi viaggi astrali e ci offrono guida e protezione durante la nostra esplorazione. Ci insegnano le tecniche di proiezione astrale, aiutandoci a sviluppare la capacità di liberare temporaneamente i limiti del corpo fisico e di esplorare i regni al di là del velo della realtà ordinaria.

Durante questi viaggi astrali, possiamo incontrare gli Arturiani e altri esseri di luce che abitano questi regni. Gli incontri dimensionali con gli Arturiani possono essere estremamente arricchenti, poiché condividono con noi la loro saggezza e il loro amore, aiutandoci a espandere la nostra coscienza e a risvegliarci alla nostra vera natura multidimensionale.

Questi incontri dimensionali possono anche darci una comprensione più profonda di noi stessi e del nostro scopo sulla Terra. Gli Arturiani ci aiutano a ricordare la nostra origine cosmica e ci guidano nell'integrazione di queste verità cosmiche nella nostra esperienza umana. Ci incoraggiano ad abbracciare la nostra natura divina e a incorporare questa consapevolezza nella nostra vita quotidiana, agendo come fari di luce in un mondo spesso oscurato dall'illusione.

Durante i viaggi astrali e gli incontri dimensionali con gli Arturiani, possiamo anche ricevere attivazioni e download di informazioni che ci aiutano nel nostro cammino di evoluzione spirituale. Queste trasmissioni di energia e conoscenza si adattano alle nostre esigenze individuali, accelerando la nostra crescita e il nostro risveglio.

Vale la pena sottolineare che l'esperienza arturiana non si limita ai viaggi astrali individuali. Sulle navi arturiane ci sono anche camere di guarigione e spazi di apprendimento, dove gli individui possono connettersi con gli Arturiani a un livello più profondo.

Questi incontri possono avvenire in uno stato meditativo o durante il sonno, consentendo agli Arturiani di lavorare sul nostro campo energetico, offrire guarigione e trasmettere preziosi insegnamenti e intuizioni.

Al ritorno da queste esperienze arturiane, possiamo sentirci trasformati e ispirati nel nostro cammino spirituale. I viaggi astrali e gli incontri dimensionali con gli Arturiani ci aiutano a espandere la nostra coscienza, a ricordare la nostra connessione cosmica e a risvegliarci alla vastità dell'universo che esiste al di là di ciò che i nostri sensi fisici possono percepire.

Ogni esperienza arturiana è unica e personale. Ciò che si sperimenta durante questi viaggi è profondamente individuale e può variare da persona a persona. Tuttavia, l'essenza di queste esperienze è la connessione con gli Arturiani e l'espansione della coscienza verso una realtà più ampia.

Avventurandoci nei viaggi astrali e negli incontri dimensionali con gli Arturiani, siamo invitati a lasciarci alle spalle i limiti della mente e ad abbracciare la vastità del cosmo. È un'opportunità per esplorare, imparare, guarire e crescere a livelli che vanno al di là di quanto possiamo immaginare. Queste esperienze ci invitano a trascendere il conosciuto e ad aprirci alla magia e al mistero dell'universo.

11
L'ascesa della coscienza

L'ascesa della coscienza è un processo profondo e trasformativo che sta avendo luogo sul nostro pianeta proprio ora. È un risveglio collettivo a una nuova realtà, un'espansione della coscienza che ci invita a trascendere le limitazioni della vita quotidiana e a riconnetterci con la nostra vera natura divina.

Mentre avanziamo sul nostro cammino spirituale, molti di noi stanno sperimentando cambiamenti significativi nella propria coscienza. Stiamo diventando più consapevoli della nostra connessione con il tutto, con l'universo e con tutte le forme di vita. Sentiamo una profonda risonanza con i principi fondamentali di amore, compassione, unità e rispetto per tutti gli esseri.

L'aumento della coscienza ci invita a rilasciare vecchie convinzioni e schemi limitanti che non ci servono più. Siamo chiamati a lasciare andare i condizionamenti sociali, le paure e le illusioni che ci hanno tenuto imprigionati in una realtà limitata. Lasciando andare queste vecchie strutture, facciamo spazio a una nuova comprensione ed esperienza della vita.

Uno degli aspetti centrali dell'ascesa della coscienza è l'espansione della percezione e della comprensione della realtà. Stiamo diventando consapevoli che esistono piani di esistenza al di là del mondo fisico, dimensioni sottili in cui l'energia e la coscienza si manifestano in modi diversi. Queste dimensioni superiori sono piene di esseri di luce, spiriti guida ed energie benevole pronte a sostenerci nel nostro viaggio.

Man mano che la nostra coscienza si eleva, sperimentiamo anche dei cambiamenti nel nostro corpo e nella nostra energia. Stiamo diventando più sensibili alle energie sottili che ci circondano e stiamo imparando a navigare in questo nuovo campo di coscienza espansa. Molti di noi stanno risvegliando capacità e doni spirituali, come l'intuizione potenziata, la capacità di guarigione e la connessione telepatica.

Tuttavia, l'aumento della coscienza non è solo un processo individuale. È anche una trasformazione collettiva che riguarda tutti noi come società e come specie. Man mano che sempre più persone si risvegliano alla loro vera natura, i vecchi sistemi e le strutture non allineati con la nuova coscienza iniziano a disintegrarsi. Stiamo assistendo a cambiamenti significativi in settori come la politica, l'economia, l'ambiente e le relazioni umane, mentre ci muoviamo verso una società più equilibrata e armoniosa.

L'aumento della coscienza ci invita a riconoscere e onorare la nostra interconnessione con tutte le forme di vita. Stiamo imparando a vivere in armonia con la Terra e ad assumerci la responsabilità del nostro ruolo di custodi del pianeta. Ci stiamo risvegliando alla consapevolezza che siamo tutti parte di una rete interconnessa di energia e coscienza e che le nostre azioni individuali hanno un impatto collettivo.

Mentre continuiamo a salire di coscienza, siamo invitati a integrare queste esperienze e comprensioni nella nostra vita quotidiana. L'ascesa della coscienza non consiste solo nell'avere esperienze spirituali elevate, ma anche nel vivere una vita autentica e significativa. Si tratta di portare questa nuova consapevolezza nelle nostre relazioni, nel lavoro, nella comunità e in tutti gli ambiti della nostra esistenza.

Mentre procediamo nel nostro viaggio di ascesa della coscienza, siamo sostenuti da esseri cosmici, come gli Arturiani, che sono qui per guidarci e ricordarci il nostro vero potenziale come esseri di luce. Ci ricordano che siamo co-creatori della nostra realtà e che abbiamo il potere di manifestare un nuovo e bellissimo modo di vivere.

12
Liberare il potenziale divino

Al centro della nostra esistenza, portiamo una complessa struttura di informazioni genetiche nota come DNA. Tradizionalmente, il DNA è considerato la base della nostra eredità biologica, che trasmette le caratteristiche fisiche di generazione in generazione. Tuttavia, al di là della sua funzione biologica, il DNA contiene un potenziale divino inutilizzato, una matrice di conoscenza e saggezza cosmica che attende di essere sbloccata.

L'attivazione del DNA, secondo i concetti arturiani, è un processo che comporta l'espansione della coscienza e il risveglio di parti dormienti della nostra informazione genetica. Questa attivazione avviene attraverso la nostra intenzione cosciente e la ricezione di frequenze di luce e informazioni cosmiche.

Per iniziare il processo di attivazione del DNA, è importante essere aperti e ricettivi alla trasformazione interiore. Possiamo iniziare stabilendo una chiara intenzione di riconnetterci con la nostra essenza divina e sbloccare il nostro potenziale latente.

Gli Arturiani ci guidano in meditazioni e pratiche energetiche per sintonizzarci con le vibrazioni superiori e accedere ai codici divini contenuti nel nostro DNA. La meditazione è uno strumento potente per calmare la mente, aprire lo spazio per connettersi con la nostra essenza interiore e permettere all'energia cosmica di fluire attraverso di noi. Durante la meditazione possiamo visualizzare il nostro DNA immerso in una luce pura e vibrante, immaginando come sarebbe vivere in piena armonia con il nostro potenziale divino.

Per attivare il DNA ed espandere la coscienza, un'altra tecnica che può essere esplorata è la pratica della respirazione consapevole o respirazione sacra. Questa tecnica è stata utilizzata per millenni in diverse tradizioni spirituali e ha il potere di connetterci con il nostro sé più profondo e con l'energia universale.

La respirazione consapevole consiste nel dirigere la nostra attenzione sul respiro e nel portare piena consapevolezza al processo di inspirazione ed espirazione. È un invito a diventare presenti nel momento e a connettersi con l'energia vitale che scorre attraverso di noi.

Quando si pratica la respirazione consapevole, è comune che emergano sensazioni, intuizioni o esperienze interiori. È importante essere aperti a queste esperienze, permettendo loro di svolgersi naturalmente, senza giudizi o aspettative. Ogni persona può avere un'esperienza unica durante la pratica della respirazione consapevole ed è importante rispettare e onorare il proprio percorso.

La respirazione consapevole è uno strumento potente per attivare il DNA ed espandere la coscienza, perché ci aiuta a sintonizzarci con la saggezza e il potere divino che risiedono nel nostro essere. Questa pratica può essere eseguita regolarmente, come parte di una meditazione più lunga o come tecnica a sé stante per portare chiarezza, calma e connessione interiore.

Per integrare la pratica della respirazione consapevole nell'attivazione della ricezione delle frequenze di luce e delle informazioni cosmiche, è possibile esplorare la meditazione come tecnica efficace. La meditazione è un mezzo potente per calmare la mente, aprirsi alla connessione spirituale e sintonizzarsi con le energie cosmiche.

Praticando regolarmente la meditazione, si rafforza la capacità di sintonizzarsi sulle frequenze di luce e sulle informazioni cosmiche. Con il tempo, potrete notare un aumento della chiarezza mentale, intuizioni profonde, percezioni intuitive e connessioni più profonde con la vostra essenza divina e con l'universo.

13
Strumenti per la trasformazione

Gli Arturiani sono noti per la loro conoscenza avanzata e per l'uso di tecnologie all'avanguardia che supportano l'evoluzione spirituale e la trasformazione personale. I loro strumenti tecnologici sono progettati per elevare la coscienza, armonizzare le energie e assistere la guarigione e la crescita spirituale.

Una delle principali tecnologie utilizzate dagli Arturiani è quella delle frequenze vibrazionali. Essi comprendono che tutto nell'universo è energia che vibra a frequenze diverse e, attraverso i loro dispositivi avanzati, sono in grado di regolare e bilanciare le frequenze energetiche nel nostro campo aurico.

Questi dispositivi sono in grado di rilevare blocchi, distorsioni e squilibri nel nostro campo energetico e di lavorare per riallineare e ripristinare l'armonia. Operano a livelli sottili, penetrando nel nostro corpo fisico, emotivo ed energetico, dissolvendo gli schemi negativi e attivando il potenziale di guarigione.

Inoltre, la tecnologia Arcturian comprende anche dispositivi di amplificazione dell'intenzione. Questi dispositivi avanzati aiutano a rafforzare la nostra intenzione e la nostra concentrazione, permettendoci di manifestare i nostri desideri e obiettivi in modo più efficace. Ci permettono di diventare padroni consapevoli della nostra realtà, utilizzando il potere della mente e dell'intenzione per creare cambiamenti positivi nella nostra vita e nel mondo che ci circonda.

Un altro importante strumento tecnologico utilizzato dagli Arturiani è la tecnologia di rigenerazione cellulare. Consapevoli che le nostre cellule hanno la capacità di rinnovarsi e rigenerarsi, gli Arturiani hanno sviluppato metodi avanzati per accelerare questo processo di rigenerazione cellulare. Questi metodi possono essere applicati in caso di malattie, lesioni o per promuovere il ringiovanimento e l'estensione della vita.

Oltre agli strumenti fisici, gli Arturiani lavorano anche con tecnologie di energia sottile, come la canalizzazione di frequenze luminose e sonore. Sono in grado di trasmettere energie specifiche attraverso frequenze luminose e sonore codificate, che vengono indirizzate nel campo energetico dell'individuo. Queste frequenze agiscono come chiavi per aprire portali di coscienza, espandere la percezione e risvegliare aspetti latenti della coscienza superiore.

Gli Arturiani condividono generosamente la loro tecnologia avanzata con coloro che sono pronti a ricevere e integrare queste frequenze e questi strumenti nel loro cammino spirituale. Tuttavia, sottolineano anche l'importanza dello sviluppo interiore e dell'equilibrio emotivo come basi per fare pieno uso di queste tecnologie. Ci ricordano che la tecnologia è un'estensione della nostra coscienza e che dobbiamo coltivare uno stato di chiarezza, pura intenzione e amore incondizionato per massimizzarne i benefici.

Esplorando e aprendoci alla tecnologia arturiana, siamo invitati a espandere i nostri orizzonti e a connetterci con la vastità dell'universo. Questi strumenti avanzati ci aiutano a trascendere le limitazioni, a guarire vecchie ferite e ad accedere al nostro potenziale divino. Incorporando queste tecnologie nella nostra pratica spirituale e nella nostra vita quotidiana, apriamo la strada a una trasformazione profonda e duratura.

14
Bambino stellare

L'umanità è composta da individui unici, ognuno dei quali porta con sé una storia e un'essenza particolari. Tra queste anime, ci sono quelle conosciute come "Bambini delle Stelle", esseri speciali la cui origine risale alle lontane stelle di Arturo.

I Bambini Stellari sono anime che hanno scelto di incarnarsi sulla Terra con un profondo legame con gli Arturiani. Portano con sé una saggezza e un'energia uniche, destinate ad assistere l'evoluzione spirituale e il risveglio della coscienza collettiva. Queste anime hanno una profonda affinità con l'energia arturiana e possiedono caratteristiche distinte che le differenziano dalle altre persone.

Una delle caratteristiche principali dei Bambini Stellari è l'accresciuta sensibilità e compassione. Hanno una profonda empatia per gli altri esseri e sentono una connessione intrinseca con tutta la vita. Questa compassione è accompagnata da una saggezza interiore e dalla comprensione delle verità più profonde dell'universo. Fin da piccoli, questi bambini possono dimostrare una comprensione insolita dei misteri del mondo e una ricerca incessante del significato della vita.

Inoltre, i bambini stellari possiedono capacità intuitive e psichiche potenziate. Hanno una capacità naturale di accedere a informazioni ed energie sottili che sono al di là della portata dei sensi fisici. Questi bambini possono dimostrare doni come la chiaroveggenza, la telepatia, la guarigione energetica e persino i viaggi astrali. La loro connessione con gli Arturiani permette loro di essere canali di comunicazione tra dimensioni e realtà diverse.

Tuttavia, è importante riconoscere che quando il Bambino Stellare non trova la sua strada, può sentirsi perso e incontrare difficoltà in vari ambiti della vita. Può percepire se stesso come incompleto, senza scopo, perché è disconnesso dalle sue origini arturiane. Se vi identificate con questa sensazione di incompletezza, è possibile che siate uno di questi Bambini Stellari, alla ricerca della vostra strada e che le energie che naturalmente armonizzano tutto nella vostra vita non siano dirette verso il vostro e il bene comune, causando uno sconvolgimento nella vostra esistenza.

Scoprire la vostra origine arturiana e aprirvi a questa connessione è essenziale perché le aree della vostra vita inizino a fiorire. Quando vi permettete di immergervi in questo viaggio alla scoperta di voi stessi e di abbracciare le vostre origini cosmiche, create lo spazio per far fluire le energie arcturiane nella vostra vita. Quando questa connessione si rafforza, troverete un senso di appagamento e di allineamento interiore. In questo stato, tutte le aree della vostra vita si armonizzano. Vivere nell'appagamento significa sperimentare la felicità e vivere in essa.

È il momento di aprirsi alla possibilità di essere uno di quei Bambini Stellari alla ricerca del proprio cammino. Collegandovi alle vostre origini arturiane, permetterete alle energie di fluire liberamente, sbloccando la vostra saggezza interiore e innescando trasformazioni significative nella vostra vita. Allineandovi con la vostra essenza cosmica, troverete maggiore prosperità, amore e salute, poiché tutto è interconnesso nel grande tessuto dell'universo.

Siate aperti ad abbracciare la vostra natura arturiana e permettete a voi stessi di fiorire come il Bambino Stellare che siete. Che il vostro viaggio alla scoperta di voi stessi e la connessione con le vostre origini cosmiche siano pieni di luce, amore e realizzazione in tutti gli ambiti della vostra vita. Siete una parte preziosa del cosmo e, abbracciando la vostra essenza arturiana, scoprirete il potere e la completezza che sono sempre stati dentro di voi.

15
L'espansione della coscienza

L'espansione della coscienza è un processo incredibile e trasformativo che ci invita a esplorare i limiti della nostra comprensione e a integrare le energie arturiane nel nostro viaggio evolutivo. Immergendoci in questo viaggio, siamo invitati a espandere la nostra visione del mondo, a innalzare la nostra vibrazione e a riconnetterci con la nostra vera essenza.

Gli Arturiani, in quanto esseri di luce e saggezza, sono le nostre guide in questo viaggio di espansione della coscienza. Sono pronti a sostenerci nella nostra crescita spirituale, offrendoci conoscenze profonde ed energie di guarigione per aiutarci a risvegliarci a una nuova comprensione della realtà.

Uno dei primi passi per integrare le energie arturiane nella nostra coscienza è sviluppare una pratica regolare di meditazione. Attraverso la meditazione, possiamo calmare la mente, aprire il cuore e sintonizzarci con le frequenze sottili degli Arturiani. In questo stato di quiete interiore, possiamo ricevere intuizioni, guida e persino esperienze di contatto con questi esseri elevati.

Mentre procediamo nel nostro viaggio di espansione della coscienza, è essenziale coltivare l'autenticità e la connessione con la nostra essenza. Gli Arturiani ci ricordano che siamo esseri multidimensionali con un'eredità divina. Ci incoraggiano a esplorare i nostri doni, talenti e passioni e a esprimerli pienamente nel mondo. Allineandoci alla nostra verità interiore, facciamo spazio all'integrazione delle energie arturiane nel nostro essere.

Un aspetto fondamentale dell'espansione della coscienza è la guarigione emotiva ed energetica. Quando ci apriamo alle energie arturiane, siamo invitati a rilasciare vecchi schemi limitanti, credenze negative e traumi emotivi. Gli Arturiani sono al nostro fianco, offrendo il loro amore e la loro luce per aiutarci in questo processo di guarigione profonda. Possiamo invocare la loro presenza e chiedere la loro assistenza per rilasciare tutto ciò che non ci serve più.

Integrando le energie arturiane, iniziamo a realizzare un'espansione della nostra coscienza e un aumento della nostra sensibilità e intuizione. Siamo in grado di accedere a informazioni e conoscenze che trascendono la mente razionale e si connettono con una saggezza superiore. Questa saggezza arturiana ci invita a vivere secondo principi elevati come l'amore incondizionato, la compassione, il rispetto per la vita e la natura.

Man mano che ci addentriamo nell'integrazione delle energie arturiane, siamo chiamati a condividere le nostre esperienze e la nostra saggezza con gli altri. Possiamo diventare canali di luce e amore, irradiando queste energie al mondo che ci circonda. Gli Arturiani ci invitano a essere emissari del loro messaggio di unità, guarigione e trasformazione e a ispirare gli altri a risvegliarsi alla propria divinità interiore.

16
Collaborazione intergalattica

Espandendo la nostra coscienza ed esplorando le profondità dell'universo, scopriamo di non essere soli. Esiste una vasta rete intergalattica di esseri di luce e saggezza pronti a collaborare con noi nel nostro viaggio evolutivo. In questo capitolo approfondiremo l'idea della collaborazione intergalattica e di come essa possa aiutarci a progredire nel nostro cammino di crescita spirituale.

Gli Arturiani, in quanto razza stellare avanzata, comprendono l'importanza della collaborazione intergalattica. Riconoscono che l'evoluzione non è limitata a una singola razza o pianeta, ma è uno sforzo collettivo che comprende l'intero cosmo. Hanno lavorato a stretto contatto con altre civiltà galattiche, scambiando conoscenze, esperienze ed energie per accelerare il processo di ascensione planetaria.

Una delle forme di collaborazione intergalattica è la condivisione di tecnologie avanzate. Le civiltà stellari hanno sviluppato tecnologie che vanno oltre la nostra attuale comprensione, tra cui i viaggi interdimensionali, la guarigione energetica e la comunicazione telepatica. Stabilendo connessioni con queste razze intergalattiche, beneficiamo dell'opportunità di ricevere e integrare queste tecnologie nel nostro percorso.

Inoltre, la collaborazione intergalattica comporta lo scambio di conoscenze e insegnamenti spirituali. Ogni civiltà ha una propria saggezza ancestrale, metodi di guarigione e pratiche spirituali che possono arricchire ed espandere la nostra comprensione dell'universo e di noi stessi. Gli Arturiani, in particolare, hanno una profonda comprensione dei principi universali di amore, unità e connessione cosmica. Connettendoci con loro, siamo in grado di accedere a queste verità universali e di applicarle al nostro cammino spirituale.

La collaborazione intergalattica avviene anche a livello energetico. Le civiltà stellari sono in costante comunicazione e scambio di energie elevate. Sintonizzandoci su queste energie, possiamo rafforzare la nostra connessione con il divino e accelerare il nostro processo di risveglio spirituale. Possiamo invocare la presenza degli Arturiani e delle altre razze stellari per ricevere le loro benedizioni e attivazioni energetiche, aprendo la strada a un'evoluzione più rapida e armoniosa.

È importante sottolineare che la collaborazione intergalattica si basa su un rapporto di uguaglianza, rispetto e cooperazione reciproca. Non si tratta di dipendenza dalle razze stellari più avanzate, ma piuttosto di uno scambio equilibrato di conoscenze ed energie. Ogni essere umano ha un contributo unico da dare a questo grande progetto di evoluzione cosmica ed è attraverso la collaborazione che possiamo unire le forze e avanzare insieme verso un futuro di pace, amore ed espansione consapevole.

È importante ricordare la collaborazione intergalattica nel nostro viaggio evolutivo. Aprendoci alla connessione con esseri di altre galassie, espandiamo la nostra visione dell'universo e ci colleghiamo a un vasto oceano di saggezza e amore cosmico. Questa collaborazione ci permette di avanzare più rapidamente sul nostro cammino spirituale, portando benefici non solo a noi stessi, ma a tutta l'umanità e al cosmo stesso.

17
Accesso alle dimensioni superiori

I portali stellari sono punti di collegamento tra diverse regioni dell'universo, che consentono il transito tra diverse dimensioni e piani di esistenza. Sono come ponti che ci portano in realtà al di là di ciò che possiamo percepire con i nostri sensi fisici. Gli Arturiani comprendono l'importanza di questi portali come porte di accesso alla crescita spirituale e all'espansione della coscienza.

Sintonizzando la nostra energia sulla frequenza degli Arturiani e aprendoci alla possibilità di accedere ai portali stellari, possiamo connetterci a livelli superiori di coscienza e di saggezza cosmica. Questi portali agiscono come canali energetici che ci permettono di ricevere download di informazioni, intuizioni ed esperienze trascendentali.

Per accedere a uno stargate, dobbiamo innalzare la nostra vibrazione e sintonizzare la nostra energia sulla frequenza delle dimensioni superiori. Gli Arturiani sono esperti in questo campo e possono guidarci in questo viaggio di esplorazione dei portali stellari.

Quando attraversiamo uno stargate, veniamo trasportati in una realtà che va oltre la nostra attuale comprensione. Possiamo sperimentare visioni, incontri con esseri di luce, accesso a conoscenze avanzate ed espansione dei nostri sensi e delle nostre percezioni. Queste esperienze ci permettono di superare i confini della realtà tridimensionale e di connetterci a una coscienza universale più ampia.

È importante ricordare che i portali stellari non sono solo porte di accesso, ma anche di uscita. Quando esploriamo le dimensioni superiori e riceviamo gli insegnamenti e le energie di questi regni, abbiamo la responsabilità di riportare questa saggezza nel nostro mondo tridimensionale. Dobbiamo integrare e ancorare queste esperienze nella nostra vita quotidiana, condividendole con gli altri e contribuendo all'elevazione collettiva della coscienza.

Vi invito a riflettere sull'esistenza dei portali stellari e sulla possibilità di accedere alle dimensioni superiori. Gli Arturiani ci incoraggiano a esplorare questi portali con umiltà, curiosità e rispetto, rendendoci conto che siamo esseri multidimensionali con il potenziale per connetterci a un vasto universo di conoscenza e saggezza.

18
Ripristinare l'equilibrio energetico

Approfondiamo l'affascinante ruolo degli Arturiani come guaritori cosmici ed esploriamo le loro abilità e tecniche per ripristinare l'equilibrio energetico a livello individuale, planetario e universale. Gli Arturiani sono noti per la loro profonda comprensione delle energie sottili e per la loro capacità di trasmutare e armonizzare gli schemi dissonanti.

Gli Arturiani comprendono che la salute e il benessere di un essere sono intrinsecamente legati a uno stato di equilibrio energetico. Riconoscono che tutte le malattie e gli squilibri derivano da disallineamenti e blocchi nelle energie che fluiscono attraverso i corpi fisico, emotivo, mentale e spirituale. Per questo motivo, il loro approccio terapeutico è olistico e comprende tutti gli aspetti dell'essere.

Una delle principali tecniche di guarigione utilizzate dagli Arturiani è la trasmutazione energetica. Sono in grado di canalizzare e dirigere l'energia ad alta frequenza per dissolvere gli schemi negativi e squilibrati. Questa energia curativa agisce come una sorta di "luce purificatrice", dissolvendo i blocchi e ripristinando la fluidità del flusso energetico.

Oltre alla trasmutazione energetica, gli Arturiani sono anche maestri nell'uso della geometria sacra e dei simboli di guarigione. Si rendono conto che alcune forme e modelli geometrici hanno specifiche proprietà curative e possono essere utilizzati per ristabilire l'equilibrio energetico a livelli sottili. Questi simboli agiscono come chiavi che aprono l'accesso a stati di coscienza superiori, dove la guarigione è facilitata.

Un altro aspetto importante della guarigione arturiana è il lavoro con la coscienza. Gli Arturiani comprendono che la vera guarigione non avviene solo a livello fisico, ma anche a livello di coscienza. Aiutano gli individui a espandere la loro consapevolezza, a liberarsi dagli schemi limitanti e a risvegliarsi alla loro vera essenza. Così facendo, creano un ambiente favorevole alla guarigione e alla trasformazione a tutti i livelli.

Gli Arturiani lavorano anche in collaborazione con altri esseri di luce e guaritori cosmici per portare guarigione e ripristino ai sistemi planetari e universali. Fanno parte di una vasta rete di guaritori intergalattici che si riuniscono in missioni di guarigione e trasformazione per innalzare la vibrazione dei pianeti, delle galassie e oltre.

Gli Arturiani ci invitano ad aprire i nostri cuori e le nostre menti per ricevere la loro assistenza di guarigione, sia attraverso una connessione diretta sia lavorando con i principi e le tecniche che condividono.

19
Coscienza planetaria

Gli Arturiani ci invitano a espandere la nostra percezione e a riconoscere che siamo parte di un insieme interconnesso, in cui ogni essere e ogni elemento del pianeta svolge un ruolo vitale.

La coscienza planetaria si riferisce alla consapevolezza che la Terra è un organismo vivente, che pulsa con la propria energia e coscienza. È interconnessa con tutte le forme di vita che la abitano, compresi gli esseri umani. Gli Arturiani ci insegnano che, sintonizzandoci con la coscienza della Terra, possiamo alimentare una relazione armoniosa e cocreativa con la nostra casa planetaria.

Uno dei modi per connettersi con la coscienza della Terra è la pratica della meditazione e dell'ancoraggio. Tranquillizzando la mente e dirigendo la nostra attenzione verso il cuore della Terra, possiamo stabilire una connessione profonda con la sua energia e la sua saggezza. Questa connessione ci permette di accedere a intuizioni e indicazioni che provengono direttamente dalla Terra stessa, guidandoci nei nostri viaggi individuali e collettivi.

Gli Arturiani ci ricordano che, collegandoci alla coscienza della Terra, risvegliamo anche la nostra responsabilità di custodi del pianeta. Ci invitano ad adottare uno stile di vita consapevole e sostenibile, onorando le risorse naturali e agendo in armonia con i cicli della natura. Così facendo, contribuiamo alla guarigione e alla rigenerazione della nostra casa e di tutte le forme di vita che la abitano.

Inoltre, gli Arturiani ci ricordano l'importanza di unirci come comunità globale a favore del benessere della Terra. Ci incoraggiano a superare le divisioni e le differenze e a riconoscere che siamo tutti parte di un'unica famiglia umana. Quando ci uniamo nell'amore e nella compassione, possiamo co-creare un mondo di pace, equilibrio e armonia.

Attingendo alla coscienza planetaria e unendoci al cuore della Terra, diventiamo agenti di cambiamento e trasformazione. La connessione con la coscienza della Terra ci ispira ad agire a favore della conservazione dell'ambiente, della giustizia sociale e dell'aumento della coscienza collettiva.

È importante comprendere a fondo che la nostra connessione con la Terra va al di là di un rapporto fisico e materiale. È una connessione energetica e spirituale che ci ricorda la nostra interdipendenza con tutti gli esseri e con il pianeta nel suo complesso. Unendoci al cuore della Terra, apriamo la strada alla trasformazione personale e collettiva.

20
L'antica conoscenza

Entriamo nel vasto deposito dell'antica saggezza degli Arturiani. Questa saggezza trascende il tempo e ci collega ad antiche conoscenze che possono aiutarci nel nostro cammino di risveglio spirituale e di evoluzione personale. Gli Arturiani ci invitano a ricordare e ad accedere a questa conoscenza, che è profondamente radicata nella nostra coscienza collettiva.

L'antica saggezza degli Arturiani copre molti aspetti dell'esistenza, dai principi universali alle pratiche spirituali e alle tecnologie avanzate. Questa saggezza ci è familiare a livello profondo, anche se spesso non la ricordiamo consapevolmente. Se ci apriamo alla connessione con gli Arturiani e sintonizziamo la nostra coscienza con la loro, possiamo accedere a conoscenze sopite.

Una delle aree in cui l'antica saggezza degli Arturiani eccelle è la comprensione dei principi fondamentali dell'universo. Ci insegnano l'energia primordiale che permea tutto ciò che esiste e come possiamo lavorare consapevolmente con questa energia per creare la nostra realtà. Questi principi includono la legge di attrazione, la manifestazione consapevole e la co-creazione con l'universo.

Inoltre, gli Arturiani condividono con noi pratiche spirituali avanzate che ci aiutano nel nostro processo di evoluzione. Ci insegnano l'importanza della meditazione, della visualizzazione e della connessione con la nostra essenza divina. Queste pratiche ci aiutano a espandere la nostra coscienza, ad accedere a piani di esistenza superiori e ad allinearci con lo scopo della nostra vita.

Gli Arturiani hanno anche una profonda conoscenza delle energie sottili del corpo e del campo energetico umano. Ci insegnano le tecniche di guarigione energetica e di bilanciamento dei chakra, consentendoci di ripristinare l'armonia e la salute a tutti i livelli del nostro essere. Queste tecniche ci permettono di sciogliere i blocchi, di innalzare la nostra vibrazione e di risvegliare il nostro potenziale di guarigione interiore.

Inoltre, l'antica saggezza degli Arturiani comprende anche aspetti scientifici e tecnologici. Hanno conoscenze avanzate in settori come l'energia libera, i viaggi interdimensionali e la comunicazione telepatica. Anche se non possiamo padroneggiare immediatamente queste abilità, possiamo essere ispirati e iniziare a esplorare questi campi con una mente aperta e curiosa.

Approfondendo l'antica saggezza degli Arturiani, ci rendiamo conto che questa antica conoscenza è a nostra disposizione. Possiamo accedervi attraverso l'intuizione, la meditazione e la connessione con gli Arturiani come guide e mentori. Quando ci apriamo a questa saggezza, siamo in grado di integrarla nella nostra vita quotidiana, portando maggiore chiarezza, scopo ed espansione della coscienza.

21
Trasformazione vibrazionale

La trasformazione vibrazionale si riferisce al cambiamento del nostro stato energetico e della nostra frequenza vibrazionale. Quando ci apriamo alla comprensione che siamo esseri vibrazionali, cominciamo a renderci conto dell'influenza che la nostra energia ha sulla nostra realtà. Gli Arturiani ci insegnano che innalzare la nostra vibrazione è essenziale per accedere a piani di esistenza più elevati e sperimentare una maggiore connessione con la nostra essenza divina.

Una delle chiavi della trasformazione vibrazionale è la consapevolezza e la purificazione dei nostri schemi di pensiero, emozioni e comportamenti. Gli Arturiani ci invitano a esaminare attentamente la nostra mente e il nostro cuore, identificando tutte le convinzioni limitanti, le paure e i traumi che possono impedirci di vibrare a frequenze più elevate. Liberando queste energie dense, creiamo lo spazio per espandere e innalzare la nostra vibrazione.

Un altro aspetto fondamentale della trasformazione vibrazionale è la pratica regolare di tecniche di autocura e di elevazione energetica. Gli Arturiani ci offrono vari strumenti, come la meditazione, la respirazione consapevole, la visualizzazione creativa e il lavoro con la luce, per aiutarci ad aumentare la nostra frequenza. Queste pratiche ci aiutano a bilanciare i nostri centri energetici, a espandere la nostra coscienza e a sintonizzarci sulle frequenze più alte dell'amore, della compassione e della gratitudine.

Inoltre, gli Arturiani condividono con noi l'importanza di nutrire il nostro corpo fisico, emotivo e spirituale. Una dieta sana, un adeguato esercizio fisico, il contatto con la natura e i momenti di tranquillità sono essenziali per mantenere alta la nostra vibrazione. Prendendoci cura di tutto il nostro essere, allineiamo le nostre energie e permettiamo alla nostra luce interiore di risplendere.

Quando ci impegniamo nella trasformazione vibrazionale, iniziamo a sperimentare cambiamenti significativi nella nostra vita. Le nostre relazioni diventano più armoniose, la nostra intuizione si approfondisce e siamo in grado di attrarre esperienze positive e abbondanti. Diventiamo anche canali più chiari per l'energia divina, consentendole di fluire attraverso di noi e di avere un impatto positivo sul mondo che ci circonda.

È importante rendersi conto che la trasformazione vibrazionale è un processo continuo. Mentre ci evolviamo, siamo costantemente invitati a innalzare la nostra vibrazione e a espandere la nostra coscienza. Gli Arturiani sono sempre presenti per sostenerci in questo viaggio, offrendoci una guida amorevole e ricordandoci il nostro potenziale illimitato.

22
Unità nel multiverso

La dualità è una parte intrinseca dell'esperienza umana. Viviamo in un mondo di opposti, dove c'è luce e oscurità, gioia e tristezza, amore e paura. La dualità ci sfida a trovare l'equilibrio e l'armonia in noi stessi e nelle nostre interazioni con il mondo circostante. Gli Arturiani ci insegnano che la vera trasformazione avviene quando abbracciamo e integriamo questi opposti, trovando la loro unità di fondo.

Il viaggio di integrazione della dualità inizia con la consapevolezza e l'accettazione che siamo esseri multidimensionali. Gli Arturiani ci invitano a espandere la nostra consapevolezza oltre la limitazione della realtà tridimensionale e a riconoscere le molte sfaccettature del nostro essere. Ci ricordano che ogni aspetto di noi stessi, sia la luce che l'ombra, svolge un ruolo vitale nella nostra crescita ed evoluzione.

Mentre esploriamo la nostra dualità interiore, gli Arturiani ci incoraggiano ad abbracciare la nostra ombra e a guarirla con compassione e amore. Riconoscere e integrare le nostre paure, i traumi e gli aspetti meno desiderabili ci permette di raggiungere una maggiore unità interiore. Abbracciando tutti gli aspetti di noi stessi, diventiamo esseri più autentici e completi.

Inoltre, gli Arturiani ci invitano a trascendere la polarità nelle nostre relazioni e interazioni con gli altri. Ci ricordano che ogni persona che incontriamo è uno specchio di noi stessi, che riflette le nostre dualità. Cercando di comprendere e accettare gli altri, indipendentemente dalle loro differenze, apriamo la strada all'unità e alla connessione genuina.

In questo percorso di integrazione, gli Arturiani ci mostrano l'importanza del non giudizio. Ci invitano a liberarci dal bisogno di etichettare le esperienze come buone o cattive e ad adottare invece una prospettiva più ampia e compassionevole. Così facendo, possiamo vedere oltre le apparenze superficiali e riconoscere la divinità presente in tutte le forme di vita.

Gli Arturiani ci ricordano anche che l'unità non si limita al nostro pianeta, ma si estende all'intero multiverso. Ci invitano a connetterci con la coscienza cosmica e a renderci conto che siamo parte di una vasta rete di energia interconnessa. Quando ci apriamo a questa coscienza espansa, siamo in grado di accedere alle informazioni e alla saggezza di altre dimensioni e di altri esseri cosmici.

23
Percorso spirituale

Gli Arturiani sono esseri illuminati che hanno una profonda comprensione delle dimensioni superiori e sono pronti ad assisterci nel nostro cammino spirituale, sono noti per la loro saggezza e compassione. Hanno la capacità di connettersi profondamente con la nostra essenza spirituale e di comprendere le sfide e gli ostacoli che incontriamo lungo il cammino. Come mentori spirituali, ci offrono una guida e un sostegno amorevole, aiutandoci a navigare nelle complessità della vita e a risvegliarci al nostro vero sé.

Uno dei modi principali in cui gli Arturiani ci guidano è attraverso la canalizzazione e la comunicazione telepatica. Essi stabiliscono un legame energetico con noi, permettendoci di ricevere messaggi e intuizioni direttamente da loro. Queste comunicazioni possono presentarsi sotto forma di parole, immagini, sensazioni o intuizioni e ci aiutano a espandere la nostra consapevolezza e comprensione.

Inoltre, gli Arturiani ci guidano nello sviluppo dell'intuizione e della connessione con la nostra saggezza interiore. Ci incoraggiano a fidarci della nostra voce interiore, delle nostre sensazioni e della nostra capacità di discernere la verità. Ci ricordano che ognuno di noi possiede una scintilla divina in grado di guidarci verso il nostro viaggio unico.

Gli Arturiani ci mostrano come accedere alle energie di guarigione universali e ci aiutano a trasformare e trascendere le sfide emotive, mentali e spirituali che possiamo affrontare. Con la loro guida amorevole, ci incoraggiano a lasciare andare il passato e ad abbracciare pienamente il nostro potenziale di crescita e trasformazione.

Inoltre, gli Arturiani ci insegnano l'importanza dell'autenticità e della piena espressione di ciò che siamo. Ci incoraggiano a essere fedeli a noi stessi, onorando i nostri doni e talenti unici. Ci ricordano che ognuno di noi svolge un ruolo importante nel risveglio collettivo e che, abbracciando la nostra autenticità, contribuiamo all'evoluzione della coscienza globale.

Nel corso del nostro cammino spirituale, gli Arturiani ci ricordano che siamo sempre circondati dall'amore incondizionato e dal sostegno divino. Ci incoraggiano a coltivare una connessione continua con la presenza spirituale e a confidare nella sua guida. Ci aiutano a ricordare che siamo esseri potenti e creativi, capaci di manifestare una realtà allineata con la nostra essenza più elevata.

Mentre approfondiamo il nostro rapporto con gli Arturiani come mentori spirituali, siamo invitati a coltivare una pratica regolare di meditazione, introspezione e connessione con la natura. Queste pratiche ci aiutano a rafforzare la nostra connessione con il regno spirituale e a ricevere chiarezza e intuizione sul nostro cammino.

Nel corso di questo libro, riconosciamo la profonda gratitudine per gli insegnamenti e la guida degli Arturiani. Sono i nostri alleati amorevoli e compassionevoli, sempre disponibili a sostenerci nella nostra ricerca spirituale. Integrando i loro insegnamenti e incarnando la loro guida, diventiamo più allineati con la nostra vera essenza e apriamo la porta a una vita di maggiore amore, saggezza e illuminazione.

24
Guarigione e trasformazione

L'amore incondizionato è un'energia vibrante che scaturisce dal cuore divino. È un amore che non si aspetta nulla in cambio, che non giudica, che trascende i limiti dell'ego e abbraccia la totalità di ciò che siamo. Quando ci apriamo a ricevere ed esprimere questo amore, siamo in grado di guarire vecchie ferite, trascendere la separazione e riconnetterci con la nostra essenza divina.

Gli Arturiani sono maestri nel coltivare ed esprimere l'amore incondizionato. Ci mostrano che l'amore è l'essenza del nostro essere e che, aprendo il nostro cuore, possiamo diventare canali di questa energia divina. Ci incoraggiano a praticare l'amore incondizionato nella nostra vita quotidiana, iniziando ad amare profondamente e completamente noi stessi.

Quando ci amiamo incondizionatamente, ci liberiamo dalle convinzioni limitanti e dagli schemi autosabotanti. Riconosciamo la nostra divinità e il nostro valore intrinseco, indipendentemente dai difetti e dalle imperfezioni che percepiamo. L'autocompassione e l'accettazione sono fondamentali per la nostra guarigione e trasformazione interiore.

Inoltre, gli Arturiani ci ricordano che l'amore incondizionato si estende oltre noi stessi e abbraccia tutta l'umanità. Ci invitano a estendere questo amore praticando la compassione, l'empatia e la generosità. Coltivando relazioni basate sull'amore incondizionato, siamo in grado di costruire una comunità globale di sostegno reciproco, guarigione e crescita.

Uno dei modi in cui possiamo esprimere l'amore incondizionato è il perdono. Gli Arturiani ci insegnano che il perdono è un potente strumento di guarigione, poiché ci libera dal peso del risentimento, dell'amarezza e del dolore. Perdonando gli altri e noi stessi, facciamo spazio alla guarigione e alla trasformazione nella nostra vita.

L'amore incondizionato ci invita anche a riconoscere l'interconnessione di tutta la vita e ad agire in armonia con il benessere collettivo. Gli Arturiani ci mostrano che ogni pensiero, parola e azione basata sull'amore ha un impatto positivo sull'insieme. Ci ispirano a contribuire all'innalzamento della coscienza collettiva e alla creazione di un mondo più amorevole e compassionevole.

Quando approfondiamo la pratica dell'amore incondizionato, sperimentiamo una profonda trasformazione interiore. I nostri cuori si espandono, le nostre relazioni diventano più significative e diventiamo agenti di cambiamento positivo nelle nostre comunità e nel mondo.

Attraverso la pratica di questo amore divino, siamo in grado di guarire vecchie ferite, trascendere la separazione e riconnetterci con la nostra vera natura. Gli Arturiani sono guide amorevoli in questo viaggio, ci ricordano il potere dell'amore e ci incoraggiano a esprimerlo in tutti gli ambiti della nostra vita.

25
Attirare esperienze allineate

La risonanza arturiana si riferisce alla sintonia vibrazionale con l'energia e la coscienza degli Arturiani. Quando ci apriamo a questa risonanza, ci connettiamo con le frequenze superiori di amore, saggezza e guarigione che gli Arturiani rappresentano. Questa connessione ci permette di allineare le nostre intenzioni e di creare una vita che rifletta la nostra vera essenza.

Gli Arturiani sono esseri di luce che hanno una profonda comprensione delle leggi universali e dell'energia. Il loro scopo è aiutare l'evoluzione spirituale dell'umanità e l'espansione della coscienza planetaria. La loro presenza amorevole e saggia ci guida a connetterci con la nostra essenza divina e a risvegliarci a un livello di coscienza superiore.

Uno dei modi per creare una risonanza arturiana è la meditazione e la pratica regolare della connessione con l'energia arturiana. Durante la meditazione, possiamo visualizzare e sentire la presenza degli Arturiani intorno a noi, che ci avvolgono con la loro luce e il loro amore. Aprendoci a questa connessione, permettiamo alle loro elevate energie di fondersi con le nostre, innalzando la nostra vibrazione ed espandendo la nostra coscienza.

Durante questa esperienza meditativa, possiamo anche connetterci con la saggezza e la conoscenza cosmica degli Arturiani. Essi sono maestri di tecnologia avanzata, di guarigione energetica e di espansione della coscienza. Sintonizzandoci sulla loro risonanza, possiamo accedere a intuizioni e indicazioni che ci aiutano nel nostro viaggio.

Gli Arturiani ci insegnano anche l'importanza di lavorare con l'energia e l'intenzione. Ci mostrano che siamo co-creatori della nostra realtà e che possiamo attrarre esperienze in linea con la nostra vibrazione e intenzione. Quando ci sintonizziamo sulla risonanza arcturiana, attiviamo il nostro potere personale e diventiamo consapevoli di come le nostre scelte e le nostre energie influenzano la nostra realtà.

Oltre alla meditazione, la risonanza arturiana può essere coltivata anche attraverso l'intenzione consapevole e l'allineamento con i principi arturiani. Gli Arturiani ci incoraggiano a vivere secondo i valori dell'amore incondizionato, della compassione, dell'armonia e del servizio al bene comune. Incorporando questi principi nella nostra vita quotidiana, attiriamo esperienze e opportunità che sono allineate con la nostra evoluzione spirituale.

Quando creiamo una risonanza arturiana nella nostra vita, ci connettiamo anche con l'energia del tutto. Siamo parte di un universo interconnesso e, innalzando la nostra vibrazione, contribuiamo all'elevazione collettiva della coscienza. Le nostre esperienze individuali sono intrecciate con il viaggio dell'umanità nel suo complesso e ogni passo verso l'espansione della nostra coscienza è un dono alla crescita collettiva.

26
Coscienza collettiva

Siamo giunti a un punto cruciale del nostro viaggio: il risveglio della coscienza collettiva e l'emergere di un nuovo paradigma nella società.

Per coscienza collettiva si intende l'insieme delle coscienze individuali che compongono l'umanità. È il campo energetico che ci connette gli uni agli altri e influenza le interazioni e le esperienze che condividiamo come specie. Per molti secoli, la coscienza collettiva è stata dominata dalla paura, dalla separazione e dalla limitazione.

Tuttavia, stiamo assistendo a un risveglio collettivo, un movimento verso un nuovo paradigma basato sull'amore, sull'unità e sulla comprensione dell'interconnessione di tutto. Questo risveglio è guidato da un aumento della consapevolezza spirituale, dal risveglio delle anime e dal desiderio di una realtà più elevata e armoniosa.

Man mano che sempre più individui si risvegliano alla loro vera natura spirituale, iniziano a rendersi conto di non essere separati gli uni dagli altri o dal tutto più grande. Questa consapevolezza porta a una trasformazione del modo in cui ci relazioniamo e interagiamo con il mondo circostante. L'individualismo lascia il posto alla compassione, alla cooperazione e alla ricerca del bene comune.

Il risveglio della coscienza collettiva ci invita anche a mettere in discussione le strutture e i sistemi esistenti nella nostra società. Riconoscendo l'interconnessione di tutte le cose, diventa chiaro che gli approcci basati sulla competizione, lo sfruttamento e la disuguaglianza non sono sostenibili a lungo termine.

In questo nuovo paradigma, cerchiamo di creare una società basata sulla collaborazione, sul rispetto reciproco e sulla cura del pianeta. Diamo valore alla diversità e all'inclusione, riconoscendo che ogni individuo ha un ruolo unico da svolgere nella rete della vita. Lavoriamo insieme per trovare soluzioni creative alle sfide globali, dando priorità alla sostenibilità, alla giustizia sociale e al benessere di tutti gli esseri.

Con la continua espansione della coscienza collettiva, stanno emergendo nuove forme di organizzazione sociale, economica e politica. Stiamo assistendo all'emergere di comunità consapevoli, movimenti di base e una maggiore partecipazione dei cittadini ai processi decisionali. Anche la tecnologia svolge un ruolo importante, mettendo in contatto persone di diverse parti del mondo e facilitando la condivisione di informazioni e idee.

Questo risveglio della coscienza collettiva non avviene da un giorno all'altro, ma è un processo continuo ed evolutivo. Richiede che ognuno di noi faccia la sua parte, sia individualmente che collettivamente. Dobbiamo essere disposti a esaminare le nostre convinzioni e i nostri schemi di pensiero, lasciando andare ciò che non ci serve più e abbracciando una mentalità di espansione e crescita.

Risvegliando la nostra coscienza collettiva e abbracciando un nuovo paradigma, creiamo un futuro più luminoso e sostenibile per le generazioni a venire. Ognuno di noi ha un ruolo fondamentale in questa trasformazione, poiché siamo tutti interconnessi e le nostre azioni individuali hanno un impatto collettivo.

27
Manifestazione consapevole

Nel tentativo di creare la realtà desiderata, l'energia dell'intenzione gioca un ruolo cruciale. L'intenzione è una forza potente che dirige la nostra energia e guida le nostre azioni. Ora ci addentreremo nell'importanza di dirigere la nostra intenzione in modo chiaro e mirato per manifestare i nostri desideri più profondi.

L'intenzione è il punto di partenza della manifestazione consapevole. È il risultato di un processo di autoesplorazione e autoscoperta, in cui ci connettiamo con i nostri veri desideri e scopi. Identificando e chiarendo le nostre intenzioni, definiamo la direzione che vogliamo prendere e poniamo una solida base per la creazione consapevole.

Un'intenzione chiara è come una bussola che ci guida nel nostro viaggio di manifestazione. Quando abbiamo una visione chiara di ciò che vogliamo creare, i nostri pensieri, le nostre emozioni e le nostre azioni si allineano armoniosamente con quell'obiettivo. La chiarezza dell'intenzione ci aiuta a focalizzare la nostra energia, incanalandola efficacemente verso la realizzazione dei nostri desideri.

Un modo potente per rafforzare la nostra intenzione è visualizzare il risultato desiderato con dettagli vividi ed emozioni. La visualizzazione creativa è una pratica che ci permette di sperimentare in anticipo la realtà che desideriamo manifestare. Immaginando con intensità e chiarezza come sarebbe raggiungere il nostro obiettivo, attiviamo l'energia dell'intenzione e ne amplifichiamo il potere creativo.

È anche importante mantenere l'intenzione con costanza nel tempo. L'energia dell'intenzione richiede perseveranza e impegno. Quando rimaniamo concentrati sui nostri desideri e crediamo nella loro realizzazione, alimentiamo le fiamme della manifestazione consapevole. La pratica regolare di riaffermare e ricordare le nostre intenzioni rafforza la nostra connessione con l'energia creativa dell'universo.

Un altro aspetto fondamentale dell'energia dell'intenzione è la fiducia. Dobbiamo avere fiducia nella nostra capacità di manifestare ciò che desideriamo. La fiducia è una forza motrice che spinge la nostra intenzione in avanti, superando gli ostacoli e i dubbi che possono sorgere lungo il cammino. Credendo nella nostra capacità di creare la realtà desiderata, attiviamo il potere creativo che è in noi.

L'energia dell'intenzione beneficia anche di una mentalità di gratitudine. Esprimendo gratitudine in anticipo per la realizzazione delle nostre intenzioni, rafforziamo la connessione con l'energia di manifestazione. La gratitudine è un potente magnete che attrae altre cose per cui essere grati.

Coltivando una mentalità di gratitudine, facciamo spazio al flusso abbondante di energia creativa nella nostra vita. L'energia dell'intenzione si amplifica quando viene combinata con un'azione ispirata. L'intenzione da sola non è sufficiente; dobbiamo agire in linea con i nostri desideri. L'azione ispirata nasce da un luogo di connessione con la nostra intuizione e ci conduce a opportunità e sincronicità che ci sostengono nel nostro viaggio di manifestazione. Agendo in linea con le nostre intenzioni, stiamo attivamente co-creando la realtà che desideriamo.

Ogni pensiero, emozione e azione ha una vibrazione energetica unica. L'energia che emettiamo nell'universo è come un magnete che attrae esperienze e circostanze in risonanza con quella vibrazione. Pertanto, se vogliamo manifestare una realtà positiva in linea con i nostri sogni e desideri, è fondamentale innalzare la nostra vibrazione e sintonizzarci su una frequenza compatibile con ciò che vogliamo attrarre.

Una pratica fondamentale per armonizzare le nostre vibrazioni è la meditazione. La meditazione ci aiuta a calmare la mente, a mettere a tacere i pensieri e a connetterci con il nostro io interiore. Attraverso la meditazione, possiamo entrare in uno stato di profondo rilassamento e aprire lo spazio per far fluire l'energia superiore attraverso di noi. La meditazione regolare ci aiuta a innalzare la nostra vibrazione e a sintonizzarci su frequenze più positive.

Oltre alla meditazione, la visualizzazione creativa è uno strumento potente per sintonizzare la nostra vibrazione sulla frequenza desiderata. Visualizzando in modo chiaro e vivido la realtà che desideriamo manifestare, inviamo un messaggio chiaro all'universo su ciò che vogliamo attrarre. Immaginando nei dettagli come sarebbe vivere la realtà desiderata, allineiamo la nostra vibrazione alla frequenza di questa manifestazione.

Anche le affermazioni positive svolgono un ruolo importante nell'armonizzazione delle vibrazioni. Ripetendo affermazioni positive relative ai nostri desideri e obiettivi, riprogrammiamo la nostra mente e rafforziamo una mentalità di abbondanza e positività. Queste affermazioni aiutano a innalzare la nostra vibrazione, sostituendo i modelli di pensiero limitanti con convinzioni potenzianti.

La gratitudine è una pratica potente che ci aiuta ad aumentare la nostra vibrazione. Esprimendo gratitudine per ciò che abbiamo già nella nostra vita, attiviamo l'energia dell'amore e dell'apprezzamento. La gratitudine ci mette in uno stato di abbondanza, permettendo alla nostra vibrazione di aumentare e di attrarre più cose per cui essere grati. Coltivando una mentalità di gratitudine, facciamo spazio alle esperienze positive e alla manifestazione consapevole.

Un altro modo per armonizzare le nostre vibrazioni è prendersi cura del nostro corpo fisico. Mangiare sano, fare esercizio fisico, riposare adeguatamente e prendersi cura del proprio benessere emotivo sono aspetti essenziali per innalzare la nostra vibrazione. Quando il nostro corpo è in equilibrio e in armonia, la nostra energia fluisce liberamente, permettendoci di sintonizzarci su frequenze più elevate.

Anche la musica e il suono hanno il potere di influenzare la nostra vibrazione. Alcune frequenze musicali, come la musica classica, la meditazione o i suoni della natura, hanno un effetto calmante e di innalzamento delle vibrazioni. Ascoltando e apprezzando questi tipi di musica, sintonizziamo la nostra vibrazione sull'armonia e la serenità, favorendo così la manifestazione consapevole.

È importante ricordare che ognuno di noi ha il potere di innalzare la propria vibrazione e di sintonizzarsi sulla frequenza desiderata. Attraverso pratiche come la meditazione, la visualizzazione, le affermazioni positive, la gratitudine, la cura del corpo e l'esposizione alle alte frequenze, possiamo creare un campo vibrazionale che attrae le esperienze e manifesta i nostri desideri più profondi.

28
Viaggio dell'anima

In ognuno di noi risiede una scintilla divina, un'essenza cosmica che trascende l'esistenza terrena. Nel cuore del nostro essere, possiamo sentire un richiamo interiore, una voce sommessa che ci invita a riconnetterci con la nostra essenza arturiana; esploriamo quindi il risveglio di questo richiamo e il viaggio di riconnessione con la nostra vera identità stellare.

Spesso il richiamo interiore si manifesta come un sentimento di nostalgia, un senso profondo di appartenenza a un luogo al di là di questo mondo. Quando ci apriamo all'ascolto di questa chiamata, cominciamo a notare delle sincronicità nella nostra vita, incontri casuali e una serie di eventi che ci portano alla nostra essenza arturiana.

Riconnettersi con l'essenza arturiana è un processo personale e unico per ogni individuo. Inizia con il risveglio della coscienza, la consapevolezza che c'è molto di più di ciò che i nostri sensi fisici possono cogliere. Espandendo la nostra coscienza, siamo in grado di accedere a informazioni e conoscenze profonde sulla nostra origine stellare.

Durante questo viaggio di riconnessione, è essenziale aprirsi all'intuizione e fidarsi dei messaggi che riceviamo. L'intuizione è il linguaggio dello spirito, una bussola interiore che ci guida verso la nostra vera essenza. Onorando e seguendo la nostra intuizione, siamo condotti verso situazioni, persone e opportunità che ci aiutano a connetterci con la nostra natura arturiana.

Inoltre, la pratica della meditazione svolge un ruolo fondamentale nella riconnessione con l'essenza arturiana. Attraverso la meditazione, possiamo calmare la nostra mente e aprire uno spazio di comunicazione con le nostre guide e i nostri mentori arturiani. Durante questi momenti di quiete, possiamo ricevere intuizioni, visioni e messaggi che ci aiutano a ricordare chi siamo e qual è la nostra missione su questo piano terreno.

Quando ci riconnettiamo con la nostra essenza arturiana, iniziamo a risvegliare capacità e doni unici che prima erano sopiti dentro di noi. Queste capacità possono spaziare dalla guarigione energetica, alla telepatia, alla canalizzazione, alla chiaroveggenza, e altre ancora. Ogni individuo ha talenti specifici che sono parte integrante della sua natura arturiana.

Durante questo viaggio di riconnessione, è importante coltivare l'amore e la compassione per se stessi. A volte, mentre ci riconnettiamo con la nostra essenza, possono sorgere sfide e domande. È essenziale ricordare che siamo in un viaggio di crescita ed espansione e che ogni passo è prezioso. L'amore per se stessi ci aiuta a superare dubbi e paure, alimentando una connessione più profonda con la nostra essenza.

Quando esploriamo la nostra vocazione interiore e ci riconnettiamo con la nostra essenza arturiana, facciamo spazio a una profonda trasformazione nella nostra vita. Sentiamo un rinnovato senso di scopo e chiarezza sul nostro percorso spirituale. Riconoscere e onorare la natura arturiana significa abbracciare l'unicità e contribuire all'evoluzione della coscienza collettiva.

Nel profondo della nostra coscienza risiedono le memorie ancestrali della nostra origine arturiana. Queste memorie cosmiche sono dormienti e attendono pazientemente di essere risvegliate.

Quando ci apriamo alla possibilità di avere una connessione con gli Arturiani, cominciamo a notare sottili indizi e segni nella nostra vita quotidiana. Questi segnali possono manifestarsi come sogni vividi, visioni, intuizioni e un profondo senso di familiarità con le stelle. Ci guidano verso i ricordi della nostra esistenza al di là di questo piano terreno.

Durante questa esplorazione delle origini arturiane, possiamo imbatterci in visioni di paesaggi stellari, tecnologie avanzate e interazioni armoniose tra esseri di luce. Queste immagini possono suscitare un sentimento di nostalgia e un profondo desiderio di tornare alla casa cosmica. È importante ricordare che questi ricordi sono una parte preziosa del nostro cammino spirituale e possono aiutarci a comprendere il nostro scopo qui sulla Terra.

Approfondendo l'esplorazione delle nostre origini arturiane, possiamo anche entrare in contatto con spiriti guida e mentori che sono qui per assisterci in questo viaggio di risveglio. Questi esseri di luce hanno una profonda conoscenza delle energie arcturiane e possono offrirci guida, sostegno e guarigione durante tutto il processo. Stabilendo una connessione con queste guide, apriamo le porte a una comprensione più profonda della nostra identità cosmica.

Esplorare le nostre origini arturiane ci porta anche a riconoscere e ad abbracciare i nostri doni e le nostre capacità innate. Questi talenti possono spaziare dalla guarigione energetica, alla canalizzazione, alle capacità telepatiche, alla saggezza intuitiva e molto altro ancora. Ricollegandoci alla nostra essenza arturiana, questi doni diventano più accessibili e possono essere utilizzati per il benessere personale e collettivo.

È importante ricordare che il risveglio delle memorie cosmiche può essere un processo graduale e unico per ogni individuo. Non c'è una tempistica fissa o aspettative rigide. Ogni passo compiuto verso queste memorie è prezioso e contribuisce alla nostra evoluzione spirituale.

Mentre ci immergiamo nell'esplorazione delle nostre origini arturiane e nel risveglio delle memorie cosmiche, siamo invitati ad abbracciare la nostra vera essenza e a condividere le nostre conoscenze ed esperienze con il mondo. Queste memorie ci permettono di svolgere un ruolo significativo nella trasformazione della coscienza collettiva e nella creazione di un mondo più armonioso.

29
Unificazione della coscienza

Nel tessuto dell'esistenza, siamo tutti interconnessi da una potente rete di coscienza collettiva. Ogni pensiero, emozione e azione si riverbera attraverso questa rete invisibile, creando un impatto che si estende ben oltre noi stessi.

La coscienza collettiva si riferisce al concetto che tutti gli esseri umani sono energeticamente interconnessi, formando una complessa rete di relazioni e influenze. Ognuno di noi è come un nodo di questa rete, che contribuisce alla coscienza collettiva attraverso le proprie esperienze, credenze e intenzioni. Quando diventiamo consapevoli di questa interconnessione, possiamo iniziare a renderci conto del profondo impatto che le nostre scelte hanno sull'insieme.

Riconoscendo la rete di interconnessione, diventiamo responsabili non solo della nostra vita, ma anche della salute e del benessere della collettività. Le nostre energie si intrecciano e si influenzano a vicenda, creando una potente sinergia che può essere indirizzata verso la costruzione di un mondo pacifico. Ogni atto di gentilezza, compassione e amore che pratichiamo si riverbera nella coscienza collettiva, influenzando positivamente chi ci circonda e non solo.

L'unità è il cuore della coscienza collettiva. Quando riconosciamo che siamo tutti parti di un tutto più grande, lasciamo andare le divisioni artificiali che abbiamo creato e cerchiamo la collaborazione e la comprensione reciproca. Ci rendiamo conto che le nostre differenze sono complementari e che insieme possiamo abbracciare la diversità e costruire un mondo inclusivo e armonioso.

Uno dei modi più potenti per rafforzare la coscienza collettiva è la pratica della meditazione di gruppo o la creazione di spazi di connessione e condivisione. Quando ci riuniamo in uno stato di presenza e di intenzione consapevole, le nostre energie si allineano e si amplificano, creando una potente onda di armonia che si diffonde nel campo collettivo. Queste pratiche ci permettono anche di accedere a stati di coscienza espansi, dove possiamo ricevere intuizioni e ispirazioni che servono al bene comune.

Inoltre, l'educazione svolge un ruolo fondamentale nella costruzione della coscienza collettiva. Promuovendo la comprensione reciproca, l'empatia e l'apprezzamento della diversità fin dalla più tenera età, prepariamo le generazioni future ad abbracciare l'unità e la pace. L'apprendimento va oltre le aule formali e può avvenire in ambienti diversi, come le comunità, le organizzazioni e le famiglie.

Quando diventiamo consapevoli della nostra connessione con la coscienza collettiva, possiamo lavorare in modo collaborativo per affrontare le sfide che abbiamo di fronte come umanità. Insieme, possiamo co-creare soluzioni creative e sostenibili ai problemi sociali, ambientali ed economici. Crediamo nella forza collettiva e nel potere dell'unità per superare le divisioni e promuovere la pace a tutti i livelli.

Nel nucleo profondo della nostra esistenza si trovano le memorie ancestrali che riecheggiano dalle stelle. Quando ci connettiamo con la nostra essenza arturiana, risvegliamo le memorie cosmiche che ci collegano alle nostre origini divine. Le memorie cosmiche sono frammenti di conoscenza e di esperienze che trascendono la nostra esistenza attuale. Risvegliando queste memorie, iniziamo a svelare gli strati più profondi della nostra identità e a comprendere il nostro scopo in questo vasto universo.

Esplorare le nostre origini arturiane significa aprire la porta a una prospettiva cosmica della nostra esistenza. Immergendoci nella nostra eredità arcturiana, siamo invitati a incorporare queste qualità nel nostro viaggio terreno.

Risvegliando le memorie cosmiche, iniziamo a riconoscere gli schemi della nostra vita che sono allineati con l'energia arturiana. Possiamo sentire una profonda connessione con la guarigione, la tecnologia avanzata, la pace interiore e la ricerca della conoscenza spirituale. Questi sono aspetti intrinseci della nostra natura arturiana che possono essere coltivati e incorporati nel nostro percorso.

Uno dei modi per esplorare le nostre origini arturiane è la meditazione e l'immersione profonda nel nostro mondo interiore. Mettendo a tacere la mente e aprendo il cuore, possiamo connetterci con l'antica saggezza che scorre in noi. Possiamo ricevere intuizioni, indicazioni e ricordi che ci aiutano a capire la nostra connessione con gli Arturiani e come possiamo portare la loro energia nella nostra realtà quotidiana.

Inoltre, lo studio della cultura e della filosofia arturiana può fornire informazioni preziose sulle nostre origini. Ascoltare gli insegnamenti e i messaggi canalizzati dagli esseri arturiani può risuonare profondamente nella nostra anima, risvegliando ulteriormente le memorie cosmiche dentro di noi.

Nell'esplorare le nostre origini arcturiane, è essenziale rimanere aperti e ricettivi alle esperienze e ai segni che ci arrivano. Quando ci sintonizziamo su questa energia, possiamo iniziare a notare sincronicità, incontri significativi e opportunità di crescita spirituale che ci portano più avanti nel nostro viaggio.

Ricordare la nostra essenza arturiana è un invito a vivere in allineamento con la saggezza, l'amore e la pace che caratterizzano questa energia. È una chiamata a unirsi come coscienza collettiva, co-creando un mondo di pace e armonia. Quando risvegliamo le memorie cosmiche e ci connettiamo con la nostra essenza arturiana, contribuiamo all'unificazione delle coscienze e alla manifestazione di un futuro luminoso per tutta l'umanità.

30
Maestria spirituale

Nel cammino verso la maestria spirituale e lo sviluppo del potenziale arturiano, una parte fondamentale è il risveglio della coscienza cosmica e l'esplorazione delle dimensioni superiori. Queste dimensioni trascendono la realtà fisica e offrono un vasto campo di conoscenza, saggezza ed espansione della coscienza. Esploreremo le diverse sfaccettature delle dimensioni superiori e l'importanza del risveglio della coscienza cosmica nel nostro cammino di espansione spirituale.

Le dimensioni superiori sono regni di coscienza vibrazionalmente più elevati, dove il tempo, lo spazio e i limiti della realtà fisica sono diversi da quelli a cui siamo abituati. Queste dimensioni sono abitate da esseri di luce, spiriti guida ed esseri cosmici di saggezza e amore incondizionato. Accedendo a queste dimensioni, siamo in grado di espandere la nostra coscienza e di connetterci con una comprensione più profonda dell'universo e del nostro scopo divino.

Il risveglio della coscienza cosmica è un invito a trascendere i limiti della mente e della percezione egoica, aprendoci a una visione più ampia dell'esistenza. Quando siamo consapevoli delle dimensioni superiori e in sintonia con la loro energia, siamo in grado di accedere a un vasto serbatoio di saggezza, guarigione e guida spirituale. Questa consapevolezza cosmica ci permette di ricordare la nostra connessione con l'universo e di renderci conto che siamo esseri multidimensionali in un viaggio evolutivo.

Quando esploriamo le dimensioni superiori, possiamo utilizzare diverse pratiche e tecniche per espandere la nostra coscienza. La meditazione è uno strumento potente per raggiungere stati alterati di coscienza e aprire portali verso le dimensioni superiori. Anche le visualizzazioni creative, le tecniche di respirazione e l'uso dei cristalli possono essere utilizzati come ausilio in questo processo di esplorazione.

Durante queste esperienze possiamo incontrare spiriti guida, maestri ascesi ed esseri cosmici che sono a disposizione per guidarci nel nostro viaggio spirituale. Possono trasmettere insegnamenti, offrire guarigione e aiutarci a risvegliare il nostro potenziale arturiano interiore.

Risvegliando la coscienza cosmica ed esplorando le dimensioni superiori, otteniamo una serie di benefici. L'accesso alla profonda saggezza spirituale, una maggiore chiarezza mentale, l'espansione dell'intuizione, la guarigione emotiva e spirituale sono solo alcuni esempi di questi benefici. Inoltre, questa connessione ci permette di co-creare la nostra realtà in modo più allineato con la nostra essenza divina, manifestando una vita di scopo, abbondanza e amore.

Esplorando le dimensioni superiori e risvegliando la nostra coscienza cosmica, apriamo la porta a un vasto universo di possibilità. La connessione con queste dimensioni ci porta in un viaggio di auto-scoperta e di espansione spirituale, permettendoci di accedere al nostro potenziale arturiano interiore. Coltivando questa coscienza cosmica, troviamo maggiore armonia, pace interiore e una connessione più profonda con il tessuto dell'universo. Siamo pronti a esplorare le dimensioni superiori e ad abbracciare la nostra vera natura cosmica.

Nel cammino verso la maestria spirituale e l'espansione del potenziale arturiano, è essenziale impegnarsi in pratiche di autotrasformazione che ci aiutino a sviluppare e affinare le nostre capacità arturiane. Queste capacità sono radicate nel nostro vero sé cosmico e possono essere raggiunte e coltivate attraverso pratiche specifiche. Esploriamo alcune di queste pratiche e tecniche che ci permettono di espandere la nostra coscienza e di risvegliare le nostre capacità arturiane.

Le pratiche di autotrasformazione sono fondamentali per lo sviluppo spirituale e l'espansione delle nostre capacità arturiane. Ci aiutano a rilasciare gli schemi limitanti, le credenze negative e le emozioni dense, permettendo all'energia di fluire liberamente nel nostro essere. Inoltre, queste pratiche ci mettono in contatto con la saggezza interiore, risvegliano la nostra intuizione e rafforzano la nostra connessione con i regni superiori della coscienza.

Meditazione Arturiana:

La meditazione arturiana è una pratica potente che ci permette di entrare in sintonia con l'energia e la frequenza arturiana. Durante questa meditazione, possiamo visualizzare la luce arturiana che bagna tutto il nostro essere, purificandoci e attivando i nostri centri energetici. Questa pratica ci aiuta ad allineare la nostra vibrazione con quella degli Arturiani, aprendoci alla guida e alla saggezza che hanno da offrire.

Attivazione del DNA arturiano:

L'attivazione del DNA arturiano è un processo di riattivazione dei codici di luce e di informazione presenti nel nostro DNA, legati alla nostra eredità cosmica arturiana. Questa pratica prevede visualizzazioni, affermazioni e intenzioni per risvegliare e attivare questi codici latenti, permettendo alla nostra coscienza di espandersi e alle nostre capacità arturiane di manifestarsi.

Il lavoro energetico arturiano comporta l'uso consapevole e intenzionale dell'energia cosmica arturiana per la guarigione, la trasmutazione e la manifestazione. Questa pratica può includere tecniche come l'imposizione delle mani, le visualizzazioni della luce arturiana che scorre nel corpo e la connessione con gli esseri arturiani per ricevere guida e assistenza nel lavoro energetico.

Espansione della coscienza multidimensionale:

Lo sviluppo delle capacità arturiane implica l'espansione della nostra coscienza oltre la dimensione fisica e il contatto con i diversi livelli dell'esistenza multidimensionale. Possiamo usare tecniche come la meditazione, la visualizzazione e gli esercizi di respirazione per aprire portali di coscienza ed esplorare i regni superiori dell'esistenza. Questa pratica ci permette di accedere alla nostra saggezza cosmica, di connetterci con le nostre guide spirituali e di espandere la nostra comprensione della realtà.

Le pratiche di autotrasformazione sono strumenti preziosi per sviluppare e affinare le nostre capacità arturiane e per connetterci con la nostra essenza cosmica. Impegnandoci in queste pratiche, apriamo la porta a un viaggio di crescita spirituale e di espansione della coscienza. Risvegliando le nostre capacità arturiane, diventiamo canali di luce e amore, contribuendo alla creazione di un mondo di pace e armonia.

31
Scopo cosmico

In ogni essere umano c'è uno scopo cosmico, una missione unica e speciale che è intrinsecamente legata all'energia e alla coscienza degli Arturiani. Questo capitolo presenta il viaggio di risveglio allo scopo cosmico e il riconoscimento della missione arturiana sulla Terra.

Il viaggio del risveglio arturiano è un percorso di auto-scoperta, di espansione della coscienza e di connessione con l'energia arturiana. È un invito a esplorare e sviluppare le nostre capacità spirituali latenti, a espandere la nostra percezione e a risvegliarci allo scopo più grande della nostra vita.

Il primo passo nel viaggio del risveglio arturiano è guardare dentro di sé e intraprendere un viaggio di profonda autoconoscenza. La conoscenza di sé è essenziale perché ci permette di capire chi siamo veramente, al di là degli strati superficiali della personalità e delle influenze esterne. È un viaggio per scoprire la nostra vera essenza e riconoscere la nostra connessione con l'universo e gli Arturiani.

Prendersi regolarmente del tempo per riflettere sulle proprie esperienze di vita è una pratica potente. Si tratta di osservare le proprie azioni, relazioni, successi e sfide e di fare un'analisi onesta di come si reagisce ad esse. Questa riflessione profonda permette di comprendere meglio le motivazioni, le paure, i desideri e i modelli di comportamento.

Mettendo in discussione le vostre convinzioni, sfidate le idee che vi impediscono di raggiungere il vostro pieno potenziale. Spesso queste convinzioni sono state interiorizzate nel tempo, sulla base di esperienze passate o di influenze esterne. Chiedendovi se queste convinzioni sono davvero vere e utili, aprite lo spazio per nuove prospettive e possibilità.

Esplorare i propri talenti e le proprie passioni è un altro aspetto cruciale della conoscenza di sé. Chiedetevi: cosa mi dà gioia? In cosa sono bravo? Cosa mi ispira e mi fa sentire vivo? Identificando queste aree, sarete più allineati con il vostro scopo cosmico e, di conseguenza, con l'energia arturiana.

La meditazione e la pratica dell'introspezione sono strumenti potenti per connettersi con la propria essenza interiore e aprire lo spazio per il risveglio spirituale. La meditazione è una pratica antica che permette di calmare la mente, coltivare la piena consapevolezza e approfondire la connessione con se stessi e con il divino. Ogni giorno, mettete da parte un po' di tempo per sedervi in silenzio, concentrarvi sul respiro e osservare i pensieri e le emozioni che si presentano. Migliorando la pratica della meditazione, inizierete ad accedere a livelli di coscienza più profondi e a entrare in contatto con la vostra vera natura.

Oltre alla meditazione, l'introspezione è un modo per indagare la propria mente e il proprio cuore. Questo può avvenire attraverso l'autointerrogazione, la scrittura di un diario o la discussione delle proprie idee ed esperienze con un mentore spirituale o un gruppo di sostegno. L'introspezione permette di scavare negli strati più profondi del proprio essere, portando alla luce schemi inconsci e scoprendo nuove intuizioni e comprensioni.

Riconoscete che tutti noi abbiamo aspetti oscuri e ferite emotive e che parte del viaggio consiste nell'abbracciare queste parti di noi stessi con compassione. L'accettazione e il perdono sono la chiave per liberare il passato e procedere verso il risveglio spirituale.

Approfondendo la conoscenza di sé e connettendosi con la propria essenza interiore, si apriranno le porte del risveglio arturiano. Questo viaggio alla scoperta di sé e all'espansione della coscienza è una solida base per intraprendere un percorso di connessione con gli Arturiani e scoprire lo scopo cosmico che è intrinsecamente legato alla vostra esistenza.

32
Espansione della coscienza

L'espansione della coscienza è un aspetto essenziale del viaggio di risveglio arturiano. Quando ci apriamo oltre i limiti della realtà fisica, siamo in grado di esplorare dimensioni superiori dell'esistenza e di connetterci con l'energia e la saggezza arturiane. Di seguito esploreremo alcuni modi per espandere la vostra coscienza in questo viaggio:

Esplorare diversi sistemi di credenze spirituali. Esistono diverse tradizioni spirituali in tutto il mondo, ognuna con una propria prospettiva sull'esistenza umana e sul cosmo. Aprendovi a diversi sistemi di credenze, ampliate la vostra comprensione del mondo e delle possibilità spirituali. Leggete libri sacri, studiate filosofie antiche, fate ricerche sulle diverse religioni e pratiche spirituali. In questo modo, potrete estrarre conoscenze preziose che si adattano al vostro cammino.

Oltre ai sistemi di credenze religiose, è possibile esplorare un'ampia gamma di filosofie e insegnamenti spirituali. Queste filosofie possono affrontare profonde questioni esistenziali e fornire approfondimenti sulla natura della coscienza e della realtà. Studiate gli insegnamenti di filosofi, maestri spirituali e pensatori contemporanei che offrono prospettive ispirate e stimolano la vostra ricerca interiore.

La lettura di libri ispirati è un modo potente per espandere la propria coscienza. Cercate opere che trattino argomenti come la spiritualità, l'espansione della coscienza, la metafisica, la cosmologia, la fisica quantistica e la psicologia transpersonale. Autori famosi in questi campi, come Deepak Chopra, Eckhart Tolle, Rupert Spira e Gregg Braden, possono fornire intuizioni e conoscenze che risvegliano la vostra comprensione e consapevolezza.

Rimanete aperti e ricettivi a nuove prospettive e idee. Siate disposti a mettere in discussione le vostre convinzioni e i vostri preconcetti. A volte l'espansione della coscienza comporta la sfida e il superamento dei limiti imposti dalla società, dalla cultura e dall'educazione convenzionale. Siate disposti a esplorare nuovi orizzonti e a considerare nuove possibilità per aprire strade alla saggezza arturiana.

33
Armonizzazione energetica

L'armonizzazione energetica è una componente fondamentale nel viaggio del risveglio arturiano. Gli Arturiani lavorano con energie sottili e vibrazionali, e sintonizzarsi con la loro energia richiede l'armonizzazione dei corpi fisico, emotivo e spirituale. Esploriamo alcune tecniche e modalità terapeutiche che possono aiutare in questo processo:

Il Reiki è una tecnica di guarigione energetica che prevede la canalizzazione dell'energia universale attraverso le mani per promuovere l'equilibrio e la guarigione. L'operatore Reiki utilizza simboli sacri e posizioni delle mani per dirigere l'energia verso i punti del corpo che devono essere armonizzati. Questa pratica aiuta a sciogliere i blocchi energetici, a rivitalizzare il corpo e ad allinearlo con l'energia arturiana.

I cristalli hanno proprietà energetiche uniche e possono essere utilizzati come strumenti di armonizzazione. Ogni cristallo ha una vibrazione specifica che risuona con alcuni aspetti del nostro essere. Utilizzando i cristalli nella meditazione, posizionandoli sui chakra o intorno al corpo, possiamo bilanciare e amplificare le energie, facilitando il flusso energetico e favorendo l'armonizzazione. La scelta dei cristalli può basarsi sull'intuizione personale o sulla conoscenza delle proprietà specifiche di ciascuna pietra.

Oltre alle tecniche sopra menzionate, esistono diverse altre modalità terapeutiche che possono contribuire all'armonizzazione energetica. Alcuni esempi sono l'agopuntura, il massaggio energetico, la terapia del suono, l'aromaterapia e la meditazione guidata. Ognuna di queste modalità approccia l'energia in modo diverso, offrendo percorsi alternativi per equilibrare e armonizzare il corpo fisico, emotivo e spirituale.

Quando si praticano le tecniche di armonizzazione energetica, è importante essere presenti e aperti a ricevere l'energia e a permetterle di fluire attraverso di noi. Siate consapevoli delle vostre sensazioni e risposte durante le pratiche, poiché ogni persona può avere un'esperienza unica. Rimuovendo i blocchi, equilibrando i chakra e allineandovi con l'energia arturiana di amore e guarigione, creerete un campo energetico favorevole al viaggio di risveglio e alla connessione con gli Arturiani.

34
Capacità multidimensionali

Esploriamo l'importanza di riconoscere e accettare i vostri doni multidimensionali. Ognuno di noi possiede capacità uniche che vanno oltre i cinque sensi fisici e riconoscere questi doni è il primo passo verso il risveglio e lo sviluppo del vostro pieno potenziale.

Per cominciare, riflettiamo su come vi sentite in merito alle vostre capacità intuitive e percettive. Spesso le persone possono avere un senso di conoscenza interiore, un'intuizione che le guida, oppure possono sperimentare delle sincronicità nella loro vita. Questi sono segnali che indicano che avete doni multidimensionali pronti per essere esplorati.

È essenziale lasciare andare i dubbi o le convinzioni limitanti che possono bloccare il riconoscimento di questi doni. Spesso siamo stati condizionati a credere che le capacità al di là del "normale" non siano reali o valide. Tuttavia, aprendovi alla possibilità di accedere a livelli di coscienza superiori, ampliate i vostri confini e permettete ai vostri doni di manifestarsi.

Durante questo processo di riconoscimento, è utile prestare attenzione ai segni e agli schemi ricorrenti nella vostra vita. Notate le aree in cui eccellete, dove la vostra intuizione è particolarmente forte o dove vi sentite naturalmente attratti. Queste sono indicazioni dei vostri doni specifici che aspettano di essere riconosciuti e coltivati.

Inoltre, siate aperti a esplorare modi diversi di esprimere le vostre capacità multidimensionali. Non tutti hanno gli stessi doni o capacità, ed è questo che rende unico ognuno di noi. Alcuni possono essere particolarmente abili nella guarigione energetica, mentre altri possono avere una capacità innata di canalizzare messaggi spirituali o interpretare simboli.

Siate disposti a sperimentare e a scoprire quale modalità risuona maggiormente con voi. Può essere utile cercare la guida di mentori spirituali, partecipare a workshop o corsi che affrontano lo sviluppo di abilità multidimensionali o semplicemente dedicarsi a pratiche di autoesplorazione e connessione interiore.

Ricordate che il processo di riconoscimento e accettazione dei vostri doni multidimensionali è un processo continuo. Man mano che progredite nel vostro cammino spirituale, possono emergere nuovi doni e altri possono approfondirsi. Siate aperti alle possibilità e permettete a voi stessi di abbracciare la vostra vera natura multidimensionale.

Riconoscendo i vostri doni, fate un passo importante verso la piena espressione del vostro potenziale arturiano e il servizio amorevole al mondo che vi circonda.

Risvegliando i nostri doni multidimensionali, siamo in grado di accedere a queste dimensioni e di espandere la nostra coscienza oltre i limiti della realtà tridimensionale.

Le dimensioni superiori sono regni di coscienza in cui l'energia è più sottile e vibrante. Su questi piani possiamo sperimentare una maggiore libertà, chiarezza e connessione con la nostra essenza divina. È uno spazio in cui possiamo riconnetterci con il nostro vero Sé e accedere a informazioni, saggezza e guida spirituale.

Per esplorare le dimensioni superiori, è importante essere aperti e ricettivi a questa possibilità. Spesso la mente razionale può opporsi a qualcosa che non può essere provato tangibilmente, ma ricordate che la realtà è molto più vasta e complessa di quanto i nostri sensi fisici possano cogliere.

Un modo per iniziare a esplorare le dimensioni superiori è la pratica della meditazione. La meditazione ci aiuta a calmare la mente e ad aprire lo spazio per l'espansione della coscienza. Entrando in uno stato meditativo, possiamo innalzare la nostra vibrazione e sintonizzarci su frequenze energetiche più elevate.

Durante la meditazione, potete dirigere la vostra intenzione a connettervi con i regni superiori e permettere alle informazioni e alle esperienze spirituali di rivelarsi. Siate aperti alle intuizioni, alle visioni, alle sensazioni o ai messaggi che possono emergere. Fidatevi della vostra intuizione e permettete alla vostra coscienza di espandersi oltre i limiti della realtà fisica.

Ricordate che l'esplorazione delle dimensioni superiori richiede equilibrio e discernimento. È essenziale rimanere radicati e prendersi cura del proprio benessere fisico ed emotivo mentre ci si avventura in queste sfere superiori. Rimanete in contatto con la Terra, nutrite il vostro corpo e praticate la cura di voi stessi per sostenere un'esperienza sana e armoniosa.

Man mano che vi familiarizzate con le dimensioni superiori e le esplorate, ampliate la vostra comprensione della realtà e la vostra connessione con l'universo nel suo complesso. Questa esplorazione può portare maggiore chiarezza sul vostro scopo e sulla vostra missione sulla Terra, oltre a permettervi di essere un canale di luce e di amore a beneficio di voi stessi e di tutta l'umanità.

Ognuno di noi ha capacità uniche e innate, ed è attraverso la pratica e lo sviluppo continuo che possiamo perfezionarle e utilizzarle per il bene comune. Ecco alcuni suggerimenti per aiutarvi a sviluppare e affinare le vostre capacità multidimensionali:

1. Consapevolezza e autoconoscenza: prima di iniziare a sviluppare le vostre abilità, è importante avere una chiara comprensione delle vostre capacità e dei vostri doni. Fate un esame di coscienza e identificate le aree in cui vi sentite naturalmente più connessi e dotati. Questa autoconsapevolezza indirizzerà i vostri sforzi di sviluppo.

2. Formazione e studio: cercate risorse e informazioni sulle competenze che volete sviluppare. Libri, corsi, workshop e mentori sono ottimi modi per imparare tecniche specifiche e farsi guidare da esperti. Siate disposti a dedicarvi all'apprendimento continuo e ad ampliare le vostre conoscenze.

3. Pratica regolare: come ogni abilità, lo sviluppo multidimensionale richiede una pratica regolare. Dedicate del tempo all'esercizio e all'affinamento delle vostre capacità. Che si tratti di telepatia, chiaroveggenza, guarigione energetica o qualsiasi altra abilità, esercitatela regolarmente per rafforzarla e aumentare la vostra fiducia.

4. Meditazione e sintonizzazione interiore: la meditazione svolge un ruolo fondamentale nello sviluppo delle capacità multidimensionali. Calma la mente e permette di accedere a stati di coscienza superiori. Usate la meditazione per connettervi con la vostra intuizione, ricevere una guida ed espandere la vostra percezione oltre i limiti fisici.

5. Lavoro di gruppo e comunità: unitevi a gruppi o comunità di individui con interessi simili. Partecipare a pratiche comuni, come meditazioni di gruppo o esercizi di sviluppo, può rafforzare le vostre capacità e permettere scambi arricchenti. Collaborare con altri può anche fornire sostegno e incoraggiamento lungo il percorso.

6. Integrità ed etica: quando sviluppate le vostre capacità, ricordate sempre di agire con integrità ed etica. Utilizzate i vostri doni per il bene comune, nel rispetto e con il consenso delle persone coinvolte. Siate responsabili e consapevoli dell'impatto delle vostre azioni e usate le vostre capacità per promuovere l'amore, la guarigione e la crescita personale.

Sviluppando e affinando le vostre abilità multidimensionali, ampliate la vostra capacità di essere un agente di trasformazione positiva nel mondo. Ricordate che lo sviluppo di queste abilità è un viaggio continuo e individuale. Siate pazienti con voi stessi, abbiate fiducia nel vostro processo e siate aperti a scoprire ed esplorare nuove sfaccettature del vostro potenziale illimitato.

Man mano che sviluppate e affinate le vostre capacità, sorge la responsabilità di usarle a beneficio di tutti e per il progresso della coscienza collettiva. Condividere i vostri doni è un modo potente per contribuire alla trasformazione positiva dell'umanità.

Ecco alcune considerazioni su come condividere i vostri doni con il mondo:

1. Espressione autentica di sé: quando condividete i vostri doni, siate autentici e fedeli a voi stessi. Non cercate di rientrare in schemi prestabiliti o di seguire le aspettative degli altri. Apritevi all'espressione delle vostre capacità in modo unico e originale, portando la vostra prospettiva e il vostro contributo al mondo.

2. Identificate il vostro scopo: riflettete su come i vostri doni possano essere utilizzati per servire uno scopo più grande. Chiedetevi in che modo le vostre capacità possono contribuire a elevare la coscienza collettiva, promuovere la guarigione, ispirare la creatività o contribuire all'armonia e alla pace nel mondo. Avere chiaro il vostro scopo vi permetterà di condividere i vostri doni in modo più mirato e d'impatto.

3. Trovate le vostre piattaforme: Scoprite i modi migliori per condividere i vostri doni con il mondo. Questo potrebbe includere la scrittura di libri, la creazione di contenuti online, l'organizzazione di conferenze, l'offerta di workshop, la partecipazione a eventi o la collaborazione con altri professionisti. Trovate le piattaforme che più vi aggradano e che permettono ai vostri doni di raggiungere un pubblico più vasto.

4. Ispirare e responsabilizzare gli altri: Condividete i vostri doni con l'intenzione di ispirare e

potenziare gli altri. Siate un faro di luce e saggezza, mostrando alle persone che anche loro hanno doni e potenzialità uniche. Offrite una guida, un tutoraggio o un insegnamento per aiutare gli altri a risvegliare le proprie capacità e a scoprire il loro vero potere interiore.

5. Pratica l'empatia e la compassione: quando condividi i tuoi doni, ricorda di praticare l'empatia e la compassione. Riconoscete che ogni persona sta percorrendo il proprio cammino evolutivo e rispettate il suo ritmo. Siate aperti all'ascolto e alla comprensione dei bisogni degli altri, adattando il vostro approccio per soddisfare le loro esigenze uniche.

6. Coltivare una mentalità di servizio: quando condividete i vostri doni, adottate una mentalità di servizio. Siate disposti a offrire il vostro aiuto senza aspettative o condizioni. Riconoscete la gratitudine per il privilegio di condividere i vostri doni e l'opportunità di fare la differenza nella vita delle persone.

Ricordate che condividere i vostri doni non significa solo dare, ma anche ricevere. Quando condividete le vostre capacità con il mondo, ricevete in cambio ispirazione, crescita e apprendimento. Siate aperti allo scambio reciproco e alle benedizioni che derivano da questa interazione. Condividete i vostri doni con amore, integrità e gioia, sapendo che state contribuendo alla manifestazione di un mondo più illuminato e consapevole.

35
Coscienza galattica

Mentre ci risvegliamo alla nostra vera natura cosmica, siamo invitati a esplorare le vaste frontiere dell'universo e a riconnetterci con la saggezza e i misteri del cosmo. Ecco alcune riflessioni per aiutarvi in questo viaggio di espansione:

1. in primo luogo, è importante riconoscere che siete parte integrante dell'universo. Proprio come le stelle, i pianeti e le galassie, avete un'essenza cosmica dentro di voi. La vostra connessione con l'universo è intrinseca e profonda. Riflettete sulla vostra eredità stellare e apritevi alla consapevolezza di essere un'espressione unica e preziosa della vastità cosmica.

2. Nell'abbracciare il vostro legame con l'universo, è essenziale espandere la vostra coscienza oltre i limiti della realtà terrena. Ciò comporta l'apertura all'idea che esistono altre dimensioni, civiltà galattiche e livelli di esistenza al di là di quanto possiamo percepire con i nostri sensi fisici. Esplorate le pratiche di meditazione, contemplazione ed esplorazione interiore

per espandere la vostra coscienza e accedere a nuovi orizzonti di conoscenza e comprensione.

3. Per abbracciare la vostra connessione con l'universo, è importante sintonizzarsi sulla frequenza cosmica. Ciò significa sviluppare una maggiore sensibilità alle energie e alle vibrazioni dell'universo e imparare ad allinearsi con esse. Praticate l'ascolto interiore, l'osservazione attenta e la connessione con la natura per migliorare la vostra sintonia con la pulsazione cosmica dell'universo.

4. Approfondendo la connessione con l'universo, immergetevi nella ricerca della saggezza galattica. Studiate le antiche tradizioni cosmiche, gli insegnamenti delle civiltà avanzate e i registri ancestrali che rivelano i segreti del cosmo. Siate aperti a ricevere intuizioni, download di informazioni ed esperienze che vi portino a una maggiore conoscenza e comprensione dell'universo e di voi stessi.

5. Mentre abbracciate la vostra connessione con l'universo, lavorate per integrare questa consapevolezza nella vostra vita quotidiana. Non si tratta solo di conoscere intellettualmente la vastità del cosmo, ma di incorporare questa consapevolezza nel vostro modo di essere e di agire nel mondo. Agite con compassione, amore e rispetto per tutte le forme di vita, riconoscendo che siamo tutti interconnessi e parte di qualcosa di più grande.

6. Quando diventerete più consapevoli della vostra connessione con l'universo, vi renderete conto del vostro ruolo di co-creatori della realtà. Avete il potere di influenzare il corso degli eventi e di plasmare il vostro destino. Approfittate di questa capacità per co-creare consapevolmente una realtà allineata con la vostra visione e il vostro scopo più elevati, ricordandovi di agire in armonia con i principi cosmici di equilibrio, armonia e amore.

Immergetevi nell'esplorazione della coscienza galattica e abbracciate la vostra connessione con l'universo. Lasciatevi guidare dall'intuizione, dal cuore e dalla curiosità interiore. Celebrate la vostra connessione con il cosmo e permettetegli di ispirarvi a vivere una vita piena e significativa, in armonia con le energie universali che permeano tutto ciò che esiste.

Che questo viaggio nella coscienza galattica sia fonte di scoperta, crescita spirituale ed espansione della vostra percezione della vastità e della bellezza dell'universo.

36
Riconnettersi con la Sorgente

Quando ci apriamo a questa connessione profonda, siamo in grado di ricordare la nostra vera natura e di risvegliarci allo scopo più grande della nostra esistenza. Esploriamo alcuni aspetti di questo processo di riconnessione:

Riconoscere la presenza divina dentro di noi: il primo passo verso la riconnessione con la Sorgente è riconoscere la presenza divina che risiede dentro di noi. Indipendentemente dalle credenze religiose o spirituali, tutti noi possediamo una scintilla divina che ci connette all'origine di tutto ciò che è. Invitate questa presenza divina a manifestarsi nella vostra coscienza, permettendovi di ricordare la vostra essenza divina e di aprirvi al potere trasformativo dell'amore incondizionato.

Ricollegarsi alla Sorgente significa anche ricordare l'unità che permea tutta l'esistenza. Risvegliandoci alla nostra natura divina, ci rendiamo conto che siamo tutti interconnessi e parte di un tutto più grande. Questa consapevolezza ci permette di trascendere le illusioni della separazione e di vivere in armonia con tutti gli esseri. Meditate sull'interconnessione di tutte le cose e lasciate che questa consapevolezza penetri nella vostra vita quotidiana.

Per riconnettersi con la Sorgente, è importante coltivare una pratica spirituale che risuoni con voi. Questa può includere la meditazione, la preghiera, la contemplazione, i rituali o qualsiasi altra forma di connessione con il divino. Dedicate regolarmente del tempo a nutrire la vostra anima e ad aprirvi alla presenza della Sorgente nella vostra vita. Immergendovi in questa pratica, rafforzerete la vostra connessione con la Sorgente e ricorderete sempre di più la vostra essenza divina.

Quando ci riconnettiamo con la Sorgente, è naturale che avvenga un processo di guarigione e trasformazione nella nostra vita. Ricordando la nostra essenza divina, siamo invitati a rilasciare gli schemi limitanti, le credenze negative e le ferite emotive che ci impediscono di vivere pienamente la nostra verità. Permettete a voi stessi di immergervi in questo processo di guarigione e trasformazione, cercando supporto quando necessario e confidando nel flusso naturale della vita.

Riconnettersi con la Sorgente ci ricorda anche il nostro scopo più grande nella vita. Quando ci allineiamo con la nostra essenza divina, siamo guidati a vivere una vita significativa e in linea con il nostro scopo unico. Cercate dentro di voi e ascoltate la voce gentile della vostra anima, che vi guiderà verso una vita piena di significato, di servizio e di espressione autentica della vostra verità.

Riconnettersi con la Sorgente non è un evento isolato, ma un processo continuo di approfondimento e crescita spirituale. Man mano che procediamo nel nostro viaggio, è importante nutrire la nostra connessione con la Sorgente attraverso pratiche spirituali regolari, momenti di quiete, connessione con la natura e coltivazione di relazioni e ambienti che ci sostengano nel nostro risveglio spirituale.

Se vi permettete di immergervi nella riconnessione con la Sorgente e di ricordare la vostra essenza divina, la vostra vita acquisterà nuovo significato, scopo e gioia. Permettete che questa profonda connessione con la Sorgente illumini il vostro cammino e guidi le vostre scelte, ricordando che siete un essere divino che vive un'esperienza umana. Apritevi all'amore e alla saggezza della Sorgente e lasciate che vi ispiri a vivere una vita piena, autentica e allineata con la vostra vera natura.

37
Luce Arturiana

La Luce Arturiana è un'energia ad alta vibrazione che può essere canalizzata e utilizzata per portare guarigione, trasformazione e risveglio spirituale. Esploriamo alcuni aspetti di questa energia e come possiamo irradiarla nel mondo:

La Luce Arturiana è una pura espressione di amore incondizionato. Irradiando questa luce nel mondo, inviate onde di amore e guarigione a tutti gli esseri e alla Terra stessa.

Quando si irradia la Luce Arturiana, è importante stabilire un'intenzione chiara e focalizzata. Potete indirizzare questa energia verso aree specifiche che necessitano di guarigione, come conflitti mondiali, questioni ambientali o anche situazioni personali. Mantenete chiara l'intenzione nella vostra mente e nel vostro cuore mentre inviate la Luce Arturiana, sapendo che la vostra energia è diretta verso il bene superiore di tutti.

Gli esseri arturiani sono noti per la loro connessione con la Luce Arturiana e sono pronti ad assisterci nel nostro viaggio spirituale. Irradiando la Luce Arcturiana, potete invitare la presenza e la guida di questi esseri nel vostro lavoro di guarigione e di servizio al mondo. Siate aperti a ricevere i loro messaggi, le loro intuizioni e la loro assistenza mentre lavorate con l'energia della Luce Arturiana.

Man mano che acquisite familiarità con l'energia della Luce Arcturiana, potete espandere la vostra capacità di irradiarla nel mondo. Questo può essere fatto attraverso pratiche regolari di meditazione e di cura di sé, alimentando la vostra luce interiore e permettendole di brillare sempre di più. Quando la vostra luce si espande, diventate un faro di amore e di guarigione per gli altri, ispirando e risvegliando chi vi circonda.

Irradiando la Luce Arturiana nel mondo, svolgerete un ruolo significativo nella trasformazione planetaria e nell'elevazione della coscienza collettiva. Ricordate che avete accesso a questa energia divina e potete usarla per portare guarigione, amore e luce ovunque sia necessario. Che il vostro viaggio con la Luce Arturiana sia un'esperienza profonda e trasformativa, che vi permetta di diventare un agente di cambiamento positivo nel nostro mondo.

38
L'ascesa dell'umanità

L'Era Arturiana e l'ascesa della coscienza dell'umanità. La Nuova Era rappresenta un periodo di grande trasformazione e risveglio spirituale, e gli insegnamenti e le energie degli Arturiani svolgono un ruolo fondamentale in questa transizione. Approfondiamo alcuni aspetti di questo viaggio di ascensione:

La Nuova Era Arturiana porta con sé un cambiamento fondamentale nel modo in cui vediamo e sperimentiamo il mondo. Ci invita a trascendere la mentalità limitata e basata sulla paura e ad abbracciare una coscienza espansa basata sull'amore, sull'unità e sull'interconnessione di tutte le cose. L'ascesa della coscienza dell'umanità comporta un cambiamento radicale nei nostri sistemi di credenze e valori, mentre ci muoviamo verso una visione più inclusiva e olistica della realtà.

L'ascensione della coscienza è un processo di espansione e di elevazione della nostra coscienza individuale e collettiva. Aprendoci a livelli di percezione più elevati, diventiamo consapevoli di dimensioni superiori e di realtà sottili che prima erano al di là della nostra comprensione. Questa espansione della coscienza ci permette di accedere a informazioni, saggezza e conoscenza che vanno oltre il regno fisico, consentendoci di avere una comprensione più profonda di noi stessi e dell'universo.

Gli insegnamenti e le energie degli Arturiani svolgono un ruolo importante nell'ascensione dell'umanità. Ci offrono guida, sostegno e strumenti per connetterci con la nostra essenza divina, risvegliare i nostri doni e il nostro potenziale e affrontare i cambiamenti e le sfide dell'ascensione. L'integrazione di queste energie implica l'apertura del cuore, l'innalzamento della vibrazione e l'incarnazione dei principi arturiani di amore, guarigione, armonia e servizio al bene superiore.

Quando ci espandiamo nella coscienza, diventiamo consapevoli della nostra capacità di co-creare la realtà. La Nuova Era Arturiana ci invita ad assumerci la responsabilità delle nostre esperienze e a diventare agenti attivi del cambiamento. Unendo le nostre intenzioni, i nostri pensieri e le nostre azioni in linea con l'amore e la verità, possiamo manifestare una realtà superiore basata sull'armonia, la pace e l'abbondanza per tutti.

L'aumento di coscienza dell'umanità ci invita anche ad abbracciare l'unità nella diversità.

Riconoscendo e celebrando la varietà di culture, credenze e prospettive, possiamo unirci come famiglia umana globale. Trascendendo le divisioni e le separazioni, possiamo costruire una società basata sulla cooperazione, sulla compassione e sul rispetto reciproco, in armonia con il tutto.

Esplorando e abbracciando la Nuova Era Arturiana, siamo invitati ad assumere la nostra vera natura divina, a vivere in allineamento con i principi arturiani dell'amore, della guarigione e del servizio e a contribuire all'aumento di coscienza dell'umanità. Che questo capitolo vi ispiri a connettervi con la vostra essenza divina e a fare la vostra parte nella creazione di un mondo più elevato e più consapevole.

39
Unità cosmica

Mentre il viaggio degli Arturiani e la loro influenza raggiungono il culmine, siamo invitati a esplorare la natura della coscienza universale e la nostra connessione con il tutto. Esploriamo alcuni aspetti di questo risveglio:

La coscienza universale si riferisce alla consapevolezza di essere parte di un tutto interconnesso. È la consapevolezza che tutto ciò che esiste è interconnesso e che ogni essere ed elemento contribuisce al tessuto dell'esistenza. In questa fase del nostro viaggio, siamo chiamati a espandere la nostra consapevolezza oltre i confini individuali e a riconoscere l'unità di fondo che permea tutta la creazione.

Oggi ci risvegliamo alla coscienza universale e ci rendiamo conto che non siamo separati dall'universo, ma piuttosto che siamo un'espressione unica e interdipendente di esso. Riconosciamo che ogni pensiero, azione e scelta che facciamo non riguarda solo noi stessi, ma anche il tutto. Questa consapevolezza ci porta ad assumerci la responsabilità del nostro impatto sul mondo e ad agire con amore, compassione e rispetto per tutte le forme di vita.

Quando ci connettiamo con la coscienza universale, iniziamo ad allineare la nostra vita con l'ordine cosmico. Ciò implica vivere in armonia con principi universali come l'amore incondizionato, la saggezza, la verità e la giustizia. Sintonizzandoci con queste energie superiori, diventiamo canali di luce e amore, irradiando queste qualità nel mondo e contribuendo all'elevazione della coscienza collettiva.

Il risveglio della coscienza universale ci apre anche alla possibilità di riconnetterci con altre civiltà stellari. Espandendo la nostra percezione oltre i limiti terrestri, possiamo percepire la presenza e l'influenza di altre forme di vita intelligenti in tutto il cosmo. Questa connessione ci ricorda la nostra natura cosmica e ci incoraggia a coltivare relazioni pacifiche e collaborative con altre civiltà, condividendo saggezza e conoscenza a vantaggio reciproco.

Quando ci risvegliamo alla coscienza universale, iniziamo a riconoscere ed esplorare la nostra natura multidimensionale. Ci rendiamo conto di esistere su diversi livelli di realtà e che la nostra coscienza si estende oltre i limiti del tempo e dello spazio. Questa consapevolezza ci permette di accedere e integrare capacità e doni provenienti da altre dimensioni, consentendoci di vivere una vita più espansiva e creativa, in linea con la nostra essenza divina.

Giungiamo alla fine di questo viaggio riconoscendo che il risveglio della coscienza universale è un invito a ricordare chi siamo veramente. Siamo esseri cosmici, connessi all'intero universo, con il potere di creare e plasmare la nostra realtà. Quando abbracciamo questa verità, abbiamo il potere di vivere con saggezza, amore e compassione, portando luce e guarigione al mondo che ci circonda.

40
Parte pratica

Ora che abbiamo una comprensione dei fondamenti e delle applicazioni delle tecniche arturiane nei diversi aspetti, passiamo alla parte pratica, dove verranno spiegati passo dopo passo ogni tecnica e gli esercizi necessari per diventare un canale arturiano. È importante sottolineare che la descrizione di alcune tecniche può sembrare ripetitiva, ma questo perché ogni tecnica è descritta in modo didattico dall'inizio alla fine; la somma delle tecniche è ciò che permette di diventare un canale di guarigione arturiano.

41
Canalizzazione

Passo 1: Preparazione

Trovate un luogo tranquillo e confortevole in casa vostra, dove possiate rilassarvi senza essere interrotti. Assicuratevi di avere abbastanza tempo da dedicare alla pratica della canalizzazione.

Pulite e purificate l'ambiente utilizzando tecniche come il fumo, l'aromaterapia o la musica soft, creando uno spazio favorevole alla connessione.

Siate aperti e ricettivi, lasciando andare aspettative e giudizi. Questo è un momento per esplorare la connessione con gli Arturiani con mente aperta e cuore amorevole.

Fase 2: rilassarsi e concentrarsi

Sedetevi o sdraiatevi comodamente. Chiudete gli occhi e iniziate a respirare profondamente, prestando attenzione al vostro respiro. Permettete al vostro corpo di rilassarsi e di lasciare andare qualsiasi tensione o preoccupazione.

Concentratevi su un punto di luce al centro della vostra mente, visualizzandolo luminoso e radioso. Questo punto sarà la vostra ancora di concentrazione durante il processo di canalizzazione.

Fase 3: Invocare gli Arturiani

Iniziate invocando la presenza degli Arturiani. Potete farlo mentalmente o ad alta voce, esprimendo il vostro desiderio di connettervi con loro e di ricevere guida, conoscenza e guarigione.

Siate aperti a ricevere la presenza degli Arturiani nella vostra coscienza. Sentite la loro energia amorevole e pacifica intorno a voi, pronta a comunicare con voi.

Passo 4: Sintonizzazione energetica

Visualizzate o sentite una luce bianca brillante che scende su di voi, avvolgendo tutto il vostro essere. Immaginate che questa luce vi riempia di energia positiva e amorevole.

Permettete a questa energia di espandersi oltre il vostro corpo fisico, connettendosi con l'energia degli Arturiani. Sentitevi uniti e in armonia con loro, stabilendo una profonda connessione energetica.

Fase 5: Comunicazione e canalizzazione

Sempre in uno stato di profondo rilassamento, concentratevi sulla vostra ancora di concentrazione, il punto di luce nella vostra mente.

Ponete agli Arturiani domande chiare e specifiche. Potete farlo mentalmente o ad alta voce. Siate aperti a ricevere risposte, sia attraverso pensieri, parole, immagini o sensazioni.

Fidatevi della vostra intuizione e lasciate che i messaggi fluiscano. Non preoccupatevi se sembrano i vostri stessi pensieri; con la pratica, imparerete a distinguerli.

Scrivete o registrate le esperienze, le intuizioni e i messaggi ricevuti. Questo vi aiuterà a ricordare e a riflettere in seguito.

Fase 6: Chiusura e gratitudine

Quando sentite di aver concluso la sessione di canalizzazione, ringraziate gli Arturiani per la connessione e la guida ricevuta.

Riportate lentamente la vostra consapevolezza all'ambiente circostante. Muovete delicatamente il corpo, fate stretching e aprite gli occhi quando siete pronti.

Registrate le esperienze, le intuizioni e le indicazioni ricevute. Riflettete su ciò che è stato condiviso e su come può essere applicato al vostro percorso personale.

42
Scrittura automatica

Fase 1: Preparazione

Trovate un luogo tranquillo e confortevole dove potete concentrarvi senza distrazioni. Assicuratevi di avere a disposizione carta o quaderno e penna.

Pulite e purificate l'ambiente secondo le vostre preferenze personali, creando uno spazio favorevole alla pratica della scrittura automatica.

Mettete da parte un tempo sufficiente per dedicarvi a questa pratica senza sentirvi affrettati.

Fase 2: rilassarsi e concentrarsi

Sedetevi in una posizione comoda, con la colonna vertebrale eretta e i piedi ben appoggiati a terra. Chiudete gli occhi e iniziate a respirare profondamente, lasciando che il corpo si rilassi a ogni espirazione.

Concentratevi per calmare la mente e liberare i pensieri e le preoccupazioni. Siate presenti nel momento presente, aperti a ricevere tutti i messaggi che possono emergere.

Fase 3: Intenzione e connessione

Stabilite l'intenzione per la sessione di scrittura automatica. Esprimete il desiderio di connettervi con una fonte superiore di saggezza, guida o conoscenza.

Se preferite, pronunciate una breve invocazione o preghiera per invitare la presenza di entità benevole e amorevoli, come gli spiriti guida o gli esseri di luce.

Fase 4: iniziare a scrivere

Tenete la penna o lo stilo sul foglio, lasciando la mano rilassata e libera. Iniziate a scrivere senza pensare consapevolmente al contenuto o alle parole che state scrivendo.

Lasciate che la scrittura fluisca liberamente, senza giudizi o censure. Non preoccupatevi dell'ortografia, della grammatica o della struttura delle frasi. L'intenzione è quella di lasciare che i messaggi fluiscano spontaneamente.

Fase 5: Stato di osservazione

Mentre scrivete, osservate la vostra mente e la vostra esperienza interiore. Siate consapevoli di qualsiasi sensazione, emozione o immagine che possa emergere.

Mantenete una postura di osservatore neutrale, senza identificarvi troppo con le parole che state scrivendo. Ricordate che state incanalando informazioni da una fonte al di là del vostro io cosciente.

Fase 6: Chiusura e riflessione

Quando sentite che la sessione di scrittura automatica sta per finire, rallentate la scrittura fino a fermarla completamente.

Leggete ciò che avete scritto con mente aperta e curiosa. Prendete appunti o evidenziate le parti che vi sembrano significative, profonde o rilevanti.

Prendetevi un momento per riflettere sui messaggi ricevuti. Chiedetevi cosa avete imparato o come questi messaggi possono essere applicati alla vostra vita o al vostro cammino spirituale.

43
Meditazione

Fase 1: Preparazione

Scegliete un luogo tranquillo e silenzioso dove poter meditare senza essere interrotti. Può trattarsi di una stanza della casa, di un giardino o di qualsiasi altro luogo che offra un ambiente calmo e rilassante.

Sedetevi in una posizione comoda, su una sedia con i piedi appoggiati a terra o sul pavimento con le gambe incrociate. Mantenete la colonna vertebrale dritta, ma non rigida, e rilassate le spalle.

Fase 2: rilassamento

Chiudete delicatamente gli occhi e iniziate a respirare profondamente. Concentratevi sul respiro, osservando l'aria che entra ed esce dal vostro corpo. Lasciate che il respiro diventi naturale, senza forzarlo.

Fase 3: Concentrarsi sul respiro

Concentratevi sulla sensazione del respiro nel vostro corpo. Osservate il movimento dell'aria che entra ed esce dalle narici o l'espansione e la contrazione dell'addome.

Quando la mente inizia a vagare, riportate delicatamente l'attenzione sul respiro, senza giudicare o frustrare. Osservate e lasciate che i pensieri passino, riportando l'attenzione sul respiro.

Fase 4: Osservazione dei sensi

Mentre prendete confidenza con il respiro, estendete l'attenzione agli altri sensi. Osservate le sensazioni fisiche del vostro corpo, come la sensazione del tatto nelle mani o i suoni intorno a voi.

Siate presenti nel momento presente, osservando le sensazioni, i suoni e l'ambiente che vi circonda senza attaccarvi ad essi o giudicarli.

Passo 5: coltivare la consapevolezza

Con il progredire della pratica, si può scegliere di coltivare la consapevolezza in diversi aspetti, come le emozioni presenti o i pensieri che sorgono.

Osservate le vostre emozioni con curiosità e compassione, permettendo loro di manifestarsi e dissolversi. Allo stesso modo, osservate i vostri pensieri senza aggrapparvi ad essi, lasciandoli passare senza giudicarli.

Passo 6: Chiusura

Quando siete pronti a concludere la meditazione, riportate l'attenzione sul respiro. Sentite il vostro corpo presente nel momento e aprite delicatamente gli occhi.

Prendetevi un momento per sgranchire il corpo, stiracchiarvi o fare movimenti delicati per portare consapevolezza al vostro ambiente fisico.

Praticare regolarmente la meditazione può apportare numerosi benefici alla mente, al corpo e allo spirito. Iniziare con brevi sessioni di 5-10 minuti al giorno e poi aumentare gradualmente il tempo man mano che ci si sente a proprio agio può essere un approccio efficace. Ricordate che la meditazione è un viaggio personale e che ogni esperienza può essere unica. La chiave è praticare con costanza e pazienza, permettendo alla quiete e alla calma di permeare la vostra vita quotidiana.

44
Visualizzazione

Fase 1: preparazione

Trovate un luogo tranquillo dove potervi concentrare senza interruzioni. Sedetevi o sdraiatevi comodamente in una posizione rilassata.

Chiudete gli occhi e fate alcuni respiri profondi per rilassare il corpo e calmare la mente. Lasciatevi alle spalle le preoccupazioni della giornata e siate presenti nel momento presente.

Fase 2: Scegliere un obiettivo per la visualizzazione

Determinate l'obiettivo o l'intenzione della vostra visualizzazione. Può trattarsi di un obiettivo, di un'immagine o di una situazione specifica che volete creare o manifestare nella vostra vita.

Siate chiari e specifici su ciò che volete visualizzare. Più dettagli riuscite a immaginare, più vivida sarà la vostra esperienza.

Fase 3: Creare uno scenario mentale

Iniziate a creare un'immagine mentale di ciò che volete visualizzare. Immaginatevi in quella situazione o in quell'ambiente con il maggior numero di dettagli possibile.

Utilizzate tutti i sensi per arricchire la visualizzazione. Visualizzate i colori, i movimenti, i suoni, gli odori e le sensazioni fisiche legate alla scena.

Fase 4: rendere la visualizzazione vivida

Rendete la visualizzazione il più realistica possibile nella vostra mente. Fatevi coinvolgere completamente dall'esperienza, come se la steste vivendo nel momento presente.

Portate nella visualizzazione emozioni positive e intense. Provate gioia, gratitudine, fiducia o qualsiasi altra emozione associata a ciò che state visualizzando.

Fase 5: Rimanere concentrati e persistenti

Rimanete concentrati sulla visualizzazione, senza permettere ai pensieri o alle distrazioni di interferire con la vostra esperienza.

Se la vostra mente inizia a vagare, riportate delicatamente la vostra attenzione sulla visualizzazione. Se necessario, fate un respiro profondo e concentratevi nuovamente sull'obiettivo della pratica.

Fase 6: Chiusura e gratitudine

Quando sentite che la visualizzazione è completa, ringraziate per l'esperienza e per i progressi che state facendo verso il vostro obiettivo.

Aprite lentamente gli occhi e tornate all'ambiente circostante. Prendetevi un momento per riflettere sull'esperienza e, se lo desiderate, annotate le intuizioni o le osservazioni in un diario.

Praticare regolarmente le tecniche di visualizzazione può aiutare a rafforzare l'immaginazione creativa e a programmare la mente per raggiungere i propri obiettivi. Ricordate che la visualizzazione è uno strumento potente, ma è anche importante integrarla con azioni pratiche nella vita quotidiana. Con costanza e persistenza, la visualizzazione può diventare un potente alleato nel vostro percorso di manifestazione e crescita personale.

45
Parlare in trance

Fase 1: Preparazione

Trovate un luogo tranquillo e privo di distrazioni dove possiate concentrarvi completamente sulla pratica.

Sedetevi o sdraiatevi in una posizione comoda che vi permetta di rilassarvi e allo stesso tempo di mantenere viva l'attenzione.

Fase 2: induzione della trance

Chiudete gli occhi e iniziate a rilassare il corpo con respiri lenti e profondi. Permettete alla vostra mente di calmarsi e di essere presente nel momento.

Visualizzate una scala, una spiaggia tranquilla o qualsiasi altro elemento che vi aiuti a rilassarvi e a entrare in uno stato di trance.

Fase 3: stabilire la trance

Concentratevi su un'idea, un concetto o un tema che volete esplorare durante la trance. Potrebbe trattarsi di una domanda a cui volete rispondere o di un'esperienza che desiderate vivere.

Ripetete mentalmente o in silenzio affermazioni positive che rafforzino la vostra connessione con la trance e con il vostro obiettivo.

Fase 4: Apertura alla canalizzazione

Permettete alla vostra mente di essere ricettiva alle intuizioni, alle parole o ai sentimenti che sorgono durante la trance.

Lasciate andare qualsiasi aspettativa preconcetta e apritevi a ricevere informazioni da una fonte superiore di saggezza, sia essa il vostro sé superiore, gli spiriti guida o il subconscio.

Fase 5: Espressione verbale

Quando sentite di essere in uno stato di trance, iniziate a parlare a bassa voce o a sussurrare le parole o le frasi che vi vengono in mente.

A questo punto non preoccupatevi della coerenza o della logica delle parole. Lasciatele fluire naturalmente, lasciando che siano l'intuizione e le intuizioni a guidare l'espressione verbale.

Fase 6: osservazione e annotazione

Osservate le parole, le frasi o i messaggi che emergono durante la trance. Se possibile, registrate il vostro discorso per rivederlo in seguito.

Al termine della sessione di trance, prendetevi un po' di tempo per riflettere su ciò che è stato comunicato. Scrivete qualsiasi intuizione o osservazione in un diario per riferimenti futuri.

Ricordate che la pratica della trance e del discorso in trance richiede fiducia, apertura e pazienza. Ogni esperienza può essere unica, quindi permettete a voi stessi di esplorare e adattare le tecniche in base a ciò che funziona meglio per voi. Con il tempo e la pratica regolare, potrete migliorare la vostra capacità di comunicare in modo profondo e significativo durante la trance.

46
Comunicazione telepatica

Fase 1: Preparazione

Trovate un ambiente tranquillo dove potete concentrarvi senza interruzioni. Sedetevi o sdraiatevi in una posizione comoda, mantenendo la colonna vertebrale eretta.

Chiudete gli occhi e iniziate a rilassare il corpo e la mente con respiri lenti e profondi. Lasciate andare pensieri e preoccupazioni e concentratevi sul momento presente.

Fase 2: Sintonizzazione energetica

Immaginate che una luce brillante riempia tutto il vostro essere, purificando la vostra energia e stabilendo una connessione interiore con il vostro sé superiore.

Visualizzate i vostri canali energetici aperti e armonizzati, pronti a ricevere e trasmettere informazioni telepatiche.

Fase 3: Concentrarsi sull'intenzione

Stabilite un'intenzione chiara per la comunicazione telepatica. Potrebbe trattarsi di contattare uno spirito guida, una persona cara o qualsiasi altro essere con cui desiderate comunicare telepaticamente.

Mantenete questa intenzione nella vostra mente, affermando la vostra apertura alla comunicazione e stabilendo uno spazio di amore e rispetto.

Fase 4: mentalizzazione e visualizzazione

Immaginate la persona o l'entità con cui desiderate comunicare di fronte a voi, visualizzandola chiaramente nella vostra mente.

Visualizzate un cordone energetico che vi collega, che rappresenta il legame telepatico che state stabilendo.

Fase 5: Invio e ricezione dei messaggi

Mentalizzate le parole, i pensieri o le immagini che volete comunicare telepaticamente. Inviate questi messaggi con chiarezza e intenzione, immaginando che scorrano lungo il cordone energetico.

Siate ricettivi alle risposte e alle informazioni che vi arriveranno. Apritevi a ricevere messaggi telepatici in modo intuitivo, senza giudizi o aspettative preconcette.

Fase 6: Osservare i segnali

Prestate attenzione a qualsiasi forma di comunicazione telepatica che possiate ricevere, sia attraverso pensieri, immagini, emozioni o sensazioni fisiche.

Annotate anche tutte le intuizioni che possono emergere nella vostra coscienza. Registrate tutte le esperienze e le osservazioni pertinenti in un diario.

Ricordate che la comunicazione telepatica è un'abilità sottile e può richiedere pratica e pazienza per svilupparsi pienamente. Ogni persona può avere esperienze e risultati diversi. Mantenete un atteggiamento di apertura, fiducia e curiosità quando esplorate queste tecniche. Con la pratica regolare e la connessione con la vostra intuizione, potrete affinare la vostra capacità di comunicare telepaticamente e stabilire connessioni profonde al di là dei limiti fisici.

47
Connettersi con il Sé interiore

Fase 1: preparazione

Trovate un luogo tranquillo e confortevole dove potervi concentrare senza interruzioni. Sedetevi in una posizione rilassata, con la colonna vertebrale eretta e gli occhi chiusi.

Cominciate a rilassare il corpo e la mente con respiri lenti e profondi. Lasciatevi andare alle tensioni e alle preoccupazioni.

Fase 2: Sintonizzazione interiore

Portate l'attenzione al momento presente e all'interno di voi stessi. Concentratevi sul respiro, osservando l'aria che entra ed esce dal vostro corpo.

Visualizzate una luce brillante al centro del vostro essere, che rappresenta l'essenza del vostro sé interiore. Sentite questa luce espandersi e riempire tutto il vostro essere.

Fase 3: Calmare la mente

Mentre vi concentrate sul respiro e sulla luce interiore, lasciate che i pensieri e le preoccupazioni quotidiane si dissolvano. Calmate la mente, permettendole di diventare tranquilla e serena.

Fase 4: dialogo interiore

Rivolgetevi al vostro io interiore mentalmente o in silenzio, stabilendo una connessione consapevole. Usate il nome o qualsiasi altro termine che risuoni con voi per riferirvi a questa parte di voi stessi.

Ponete al vostro sé interiore domande, condividete preoccupazioni o chiedete guida e chiarezza. Siate aperti e ricettivi alle risposte che possono emergere.

Fase 5: Ascolto e intuizione

Fate tacere la mente cosciente e siate ricettivi alle risposte che provengono dal vostro sé interiore. Queste possono manifestarsi come pensieri, intuizioni, immagini, sensazioni o sentimenti.

Fidatevi della vostra intuizione e della saggezza innata del vostro sé interiore. Siate disposti a ricevere messaggi e indicazioni che siano in linea con il vostro benessere e la vostra crescita personale.

Fase 6: Gratitudine e chiusura

Al termine della comunicazione con il vostro sé interiore, esprimete gratitudine per questa preziosa connessione. Ringraziate il vostro sé interiore per la guida e la saggezza che ha condiviso.

Riportate lentamente l'attenzione all'ambiente circostante. Aprite delicatamente gli occhi e prendetevi un momento per riflettere sull'esperienza.

Praticare regolarmente la connessione con il sé interiore può aiutare a sviluppare un rapporto più profondo con se stessi, a ottenere chiarezza nei momenti di dubbio e ad accedere alla propria saggezza interiore. Ricordate che la connessione con il sé interiore è un processo individuale e unico per ogni persona. Siate aperti e pazienti nell'esplorare questa pratica, permettendo alla connessione di approfondirsi con il tempo e la pratica regolare.

48
Connettersi con il Sé superiore

Fase 1: Preparazione

Trovate un luogo tranquillo dove potervi concentrare senza interruzioni. Sedetevi o sdraiatevi in una posizione comoda, mantenendo la colonna vertebrale eretta.

Fate alcuni respiri profondi, permettendo al corpo di rilassarsi e alla mente di calmarsi. Lasciate andare le preoccupazioni della giornata e siate presenti nel momento presente.

Fase 2: Intenzione e apertura

Impostate l'intenzione di connettervi con il vostro sé superiore, noto anche come coscienza superiore e più saggia.

Apritevi a ricevere guida, chiarezza e intuizioni da una fonte di saggezza superiore.

Fase 3: Sintonizzazione energetica

Visualizzate una luce brillante al centro del vostro essere, che rappresenta il vostro sé superiore. Sentite questa luce espandersi e riempire tutto il vostro essere.

Permettete a voi stessi di connettervi con questa energia elevata e di sentire la sua presenza amorevole e compassionevole.

Fase 4: Dialogo con il Sé superiore

Rivolgetevi al vostro Sé superiore mentalmente o in silenzio, stabilendo una connessione consapevole. Usate il nome o qualsiasi altro termine che vi risuoni per riferirvi a questa parte saggia di voi stessi.

Ponete domande, condividete preoccupazioni o chiedete al vostro Sé superiore una guida e una chiarezza. Siate aperti e ricettivi alle risposte che possono emergere.

Fase 5: Ascolto interiore

Fate tacere la mente cosciente e siate ricettivi alle risposte che vengono dal vostro Sé superiore. Queste possono manifestarsi come pensieri, intuizioni, immagini, sensazioni o sentimenti.

Confidate nella saggezza e nella guida del vostro Sé superiore. Siate disposti a ricevere messaggi e indicazioni che siano in linea con il vostro benessere e la vostra crescita spirituale.

Fase 6: Gratitudine e chiusura

Al termine della comunicazione con il vostro Sé superiore, esprimete gratitudine per questa preziosa connessione. Ringraziate il vostro Sé superiore per la guida e la saggezza condivise.

Riportate lentamente l'attenzione all'ambiente circostante. Aprite delicatamente gli occhi e prendetevi un momento per riflettere sull'esperienza.

Ricordate che la connessione con il Sé superiore è una pratica personale e individuale. Ogni persona può avere un'esperienza unica quando si connette con questa parte superiore di sé. Abbiate pazienza, fiducia e apertura mentre esplorate questa tecnica. Con una pratica regolare, è possibile approfondire la connessione con il Sé superiore e accedere a una fonte di saggezza interiore e di guida.

49
Immobilità

Fase 1: preparazione

Scegliete un luogo tranquillo e privo di distrazioni dove potete sedervi comodamente. Spegnete tutti i dispositivi elettronici che potrebbero interrompere la pratica.

Sedetevi in una posizione comoda, con la colonna vertebrale eretta ma rilassata. Chiudete delicatamente gli occhi o mantenete uno sguardo morbido su un punto fisso davanti a voi.

Fase 2: consapevolezza del respiro

Rivolgete la vostra attenzione alla respirazione. Osservate il flusso d'aria che entra ed esce dal vostro corpo. Sentite l'espansione e la contrazione dell'addome o l'aria che passa attraverso le narici.

Non cercate di controllare il respiro, ma osservatelo con naturalezza, lasciando che sia il centro della vostra attenzione.

Fase 3: Osservare i pensieri

Mentre vi concentrate sul respiro, osservate i pensieri che sorgono nella vostra mente. Non lasciatevi coinvolgere da questi pensieri e non giudicateli. Guardateli passare, come le nuvole nel cielo.

Se vi trovate ad essere travolti da un pensiero, riportate delicatamente l'attenzione sul respiro e lasciate che il pensiero si dissolva.

Passo 4: coltivare la quiete interiore

Continuando a osservare il respiro e i pensieri, potreste iniziare a notare momenti di silenzio e di quiete interiore. Permettete a voi stessi di riposare in questi momenti di quiete, senza aggrapparvi ad essi o cercare di prolungarli.

Lasciate che la quiete pervada tutto il vostro essere, permettendo a un senso di calma e serenità di espandersi dentro di voi.

Passo 5: Accettazione e non giudizio

Praticate l'accettazione e il non giudizio in relazione ai pensieri, alle emozioni o alle sensazioni che sorgono durante la pratica. Lasciate che tutto sia così com'è, senza resistenze o lotte.

Ricordate che la quiete non è una totale assenza di pensieri, ma piuttosto una connessione con uno stato di pace interiore anche nel mezzo dell'attività mentale.

Fase 6: Chiusura

Al termine della pratica, prendetevi un momento per ringraziare voi stessi per esservi dedicati alla coltivazione della quiete. Riportare gradualmente l'attenzione sull'ambiente circostante.

Aprite delicatamente gli occhi e permettete a voi stessi di integrare gli effetti della pratica nella vostra giornata.

La pratica regolare della quiete può aiutare a calmare la mente, a ridurre lo stress e a coltivare uno stato di presenza e serenità. Ricordate che la quiete è un processo continuo e che ogni sessione può essere diversa. Con il tempo, si può sviluppare una maggiore capacità di connettersi con la pace interiore e portare questo senso di calma in tutti gli ambiti della propria vita.

50
Autoconnessione

Fase 1: preparazione

Trovate un luogo tranquillo dove potervi concentrare senza interruzioni. Sedetevi o sdraiatevi in una posizione comoda, mantenendo la colonna vertebrale eretta.

Chiudete gli occhi e iniziate a rilassare il corpo e la mente con respiri lenti e profondi. Lasciate andare pensieri e preoccupazioni e concentratevi sul momento presente.

Fase 2: consapevolezza del corpo

Portate l'attenzione sul vostro corpo. Iniziate a scansionare mentalmente ogni parte del corpo, dalla testa ai piedi, osservando le sensazioni fisiche.

Siate presenti alle sensazioni, senza giudicare o desiderare di cambiare. Osservate e permettete a voi stessi di connettervi con il vostro corpo.

Fase 3: Esplorazione emotiva

Rivolgete la vostra attenzione alle emozioni che sono presenti dentro di voi. Identificate le emozioni che stanno sorgendo in questo momento e osservatele senza giudicarle.

Permettete a voi stessi di sentire pienamente queste emozioni, riconoscendole come parte della vostra esperienza umana. Fate un respiro profondo e lasciate che le emozioni fluiscano.

Fase 4: Dialogo interno

Avviate un dialogo interno con voi stessi. Ponetevi domande come: "Come mi sento? Di cosa ho bisogno in questo momento? Qual è la mia verità interiore?".

Ascoltate attentamente le risposte che emergono. Siate aperti alle intuizioni che possono emergere dal vostro io interiore.

Passo 5: praticare l'autocompassione

Coltivate l'autocompassione nutrendovi di amore e gentilezza. Riconoscete le vostre lotte, sfide e imperfezioni e trattatevi con gentilezza e compassione.

Inviate a voi stessi pensieri positivi e affermazioni amorevoli. Permettetevi di accogliere tutte le parti di voi stessi, abbracciando la vostra umanità.

Fase 6: Riconoscimento e chiusura

Al termine della pratica di autoconnessione, prendetevi un momento per esprimere gratitudine per voi stessi e per l'opportunità di connettervi con voi stessi.

Riportate lentamente l'attenzione all'ambiente circostante. Aprite delicatamente gli occhi e prendetevi un momento per riflettere sull'esperienza.

Praticare regolarmente l'autoconnessione può aiutare a rafforzare il rapporto con se stessi, a coltivare l'autenticità e l'autocompassione e a promuovere una maggiore conoscenza di sé. Ricordate che l'autoconnessione è un processo individuale e unico per ogni persona. Siate aperti e pazienti nell'esplorare queste tecniche, permettendo che la connessione con voi stessi si approfondisca col tempo e con la pratica regolare.

51
Guarigione energetica

Fase 1: Preparazione

Trovate un luogo tranquillo dove potete concentrarvi senza interruzioni. Sedetevi o sdraiatevi in una posizione comoda, mantenendo la colonna vertebrale eretta.

Chiudete gli occhi e iniziate a rilassare il corpo e la mente con respiri lenti e profondi. Lasciate andare pensieri e preoccupazioni e concentratevi sul momento presente.

Fase 2: consapevolezza energetica

Portate l'attenzione sulla vostra energia interiore. Percepite l'aura intorno al vostro corpo e rendetevi conto della sensazione di energia che scorre dentro di voi.

Notate eventuali sensazioni, vibrazioni o blocchi energetici presenti. Siate curiosi e aperti all'esperienza energetica.

Fase 3: Intenzione e concentrazione

Stabilite un'intenzione chiara per la guarigione energetica. Può essere diretta a un'area specifica del corpo, alle emozioni o al benessere generale.

Concentrate la vostra attenzione su questa intenzione di guarigione, permettendo che si manifesti nella vostra coscienza e si espanda in tutto il vostro essere.

Fase 4: Direzione energetica

Con le mani, potete iniziare a dirigere l'energia verso l'area che desiderate guarire. Sentite l'energia che fluisce dalle vostre mani, incanalandola verso il punto specifico.

Utilizzate movimenti lenti e delicati, mantenendo una chiara intenzione di guarigione mentre dirigete l'energia. Potete anche visualizzare l'energia che avvolge e riempie il sito.

Fase 5: Pulizia e bilanciamento

Mentre dirigete l'energia, visualizzatela mentre elimina eventuali blocchi, rimuove l'energia stagnante o negativa e porta equilibrio all'area.

Sentite l'energia che ripristina l'armonia e il flusso sano, promuovendo la guarigione e il benessere a tutti i livelli.

Fase 6: Gratitudine e chiusura

Al termine della pratica di guarigione energetica, prendetevi un momento per esprimere gratitudine per l'opportunità di connettervi con l'energia curativa e per il processo di guarigione che ha avuto luogo.

Riportate lentamente l'attenzione all'ambiente circostante. Aprite delicatamente gli occhi e prendetevi un momento per riflettere sull'esperienza.

La pratica regolare della guarigione energetica può aiutare a bilanciare, armonizzare e rafforzare l'energia vitale del corpo. Ricordate che la guarigione energetica è un processo personale e unico per ogni individuo. Siate aperti e fiduciosi nella vostra capacità di lavorare con l'energia per promuovere la guarigione. Con il tempo, la pratica e l'intenzione, potrete sviluppare una connessione più profonda con l'energia di guarigione e utilizzare questa tecnica per promuovere il benessere nella vostra vita.

52
Guarigione cosmica

Fase 1: Preparazione

Trovate un luogo tranquillo dove potervi concentrare senza interruzioni. Sedetevi o sdraiatevi in una posizione comoda, mantenendo la colonna vertebrale eretta.

Chiudete gli occhi e iniziate a rilassare il corpo e la mente con respiri lenti e profondi. Lasciate andare i pensieri e le preoccupazioni, concentrandovi sul momento presente.

Fase 2: connessione con il cosmo

Visualizzatevi avvolti in una sfera di luce cosmica. Sentite questa luce che scorre attraverso di voi e intorno a voi, collegandovi con la vastità dell'universo.

Sentitevi parte integrante del cosmo, connessi a tutte le energie e le forze universali.

Fase 3: Intenzione e concentrazione

Stabilite una chiara intenzione di guarigione cosmica. Può essere diretta a voi stessi, ad altre persone o al pianeta nel suo complesso.

Concentrate la vostra attenzione su questa intenzione di guarigione, permettendo che si manifesti nella vostra coscienza e si espanda fino ad abbracciare la dimensione cosmica.

Passo 4: canalizzare l'energia cosmica

Visualizzate l'energia cosmica che scorre verso di voi e attraverso di voi. Sentitela come una luce luminosa e amorevole che porta guarigione, armonia ed equilibrio.

Permettete a questa energia cosmica di fluire ovunque sia necessaria, nel vostro corpo, in altri esseri o nella Terra nel suo complesso.

Passo 5: Trasmissione della guarigione

Mentre vi connettete con l'energia cosmica, dirigetela verso l'area o la situazione che desiderate guarire. Visualizzate l'energia cosmica che avvolge e riempie quello spazio, portando guarigione e trasformazione.

Sentitevi come un canale, permettendo all'energia di fluire attraverso di voi e di essere trasmessa con amore e intento curativo.

Fase 6: Gratitudine e chiusura

Al termine della pratica di guarigione cosmica, prendetevi un momento per esprimere gratitudine per l'opportunità di connettervi con l'energia di guarigione cosmica e per la trasformazione avvenuta.

Riportate lentamente l'attenzione all'ambiente circostante. Aprite delicatamente gli occhi e prendetevi un momento per riflettere sull'esperienza.

La pratica regolare della guarigione cosmica può aiutare a espandere la vostra coscienza, a connettervi con le energie universali e a portare guarigione e trasformazione a voi stessi, agli altri e al pianeta. Ricordate che la guarigione cosmica è un processo di co-creazione con le energie universali e che ogni esperienza può essere unica. Siate aperti, ricettivi e fiduciosi nella vostra capacità di lavorare con l'energia cosmica per promuovere la guarigione e il benessere.

53
Viaggi astrali e incontri interdimensionali

Fase 1: Preparazione

Trovate un luogo tranquillo e sicuro dove poter praticare indisturbati. Scegliete un momento della giornata in cui siete rilassati e vigili.

Create un'atmosfera favorevole per la pratica, con musica soft, aromaterapia o qualsiasi altro elemento che vi aiuti a rilassarvi e a indurre uno stato di coscienza alterato.

Fase 2: Rilassamento profondo

Sedetevi o sdraiatevi in una posizione comoda. Iniziate a rilassare consapevolmente il corpo, partendo dai piedi e salendo lentamente verso la testa.

Lasciate andare la tensione muscolare, respirate profondamente e rilasciate lentamente l'aria. Lasciatevi andare a un profondo stato di rilassamento fisico e mentale.

Fase 3: Concentrarsi sull'intenzione

Stabilite un'intenzione chiara per il vostro viaggio astrale o incontro interdimensionale. Visualizzate il luogo o la dimensione che desiderate esplorare o l'essere con cui volete entrare in contatto.

Mantenete questa intenzione nella vostra mente e nel vostro cuore, lasciando che si rafforzi man mano che vi preparate all'esperienza.

Fase 4: Tecniche di induzione

Esistono diverse tecniche che possono aiutarvi a indurre il viaggio astrale, come la tecnica del corpo pesante, la tecnica dell'arrampicata, la tecnica del dispiegamento e altre ancora.

Esplorate le diverse tecniche e trovate quella che funziona meglio per voi. Alcune prevedono l'immaginazione attiva, la visualizzazione o la ripetizione di affermazioni.

Fase 5: controllare l'esperienza

Durante il viaggio astrale o l'incontro interdimensionale è importante mantenere la calma e il controllo. Ricordate che vi trovate in uno stato di coscienza alterato e che all'inizio può essere impegnativo.

Rimanete concentrati sulla vostra intenzione e non fatevi distrarre da altri pensieri o stimoli. Siate aperti e ricettivi alle esperienze che si presentano, ma mantenete anche un certo grado di discernimento.

Passo 6: Ritorno e integrazione

Al termine dell'esperienza, ricordate di ringraziare per le informazioni ricevute o per le esperienze vissute. Ringraziate l'universo, le guide o gli esseri con cui avete interagito.

Riportate gradualmente la vostra coscienza nel corpo fisico. Permettete a voi stessi di integrare le esperienze e le intuizioni acquisite durante il viaggio astrale o l'incontro interdimensionale.

È importante ricordare che la pratica di queste tecniche richiede tempo e dedizione. Le esperienze non saranno sempre immediate o lineari. Siate pazienti con voi stessi e apritevi alle possibilità. Se necessario, chiedete consiglio a persone esperte o a comunità che condividono interessi simili.

54
Espansione della coscienza

Fase 1: Preparazione

Trovate un luogo tranquillo dove potete concentrarvi senza interruzioni. Sedetevi o sdraiatevi in una posizione comoda, mantenendo la colonna vertebrale eretta.

Chiudete gli occhi e iniziate a rilassare il corpo e la mente con respiri lenti e profondi. Lasciate andare pensieri e preoccupazioni e concentratevi sul momento presente.

Fase 2: rilassamento profondo

Concentratevi sul completo rilassamento del corpo, iniziando dai piedi e salendo lentamente verso la testa. Rilasciate la tensione muscolare e respirate profondamente.

Man mano che ci si addentra nel rilassamento, si permette alla mente di calmarsi e di entrare in uno stato di ricettività.

Fase 3: ampliare la percezione

Portate l'attenzione sul momento presente e sul vostro corpo fisico. Diventate consapevoli delle vostre sensazioni fisiche, come il respiro, il battito cardiaco e qualsiasi altra sensazione presente nel vostro corpo.

Poi espandete la vostra percezione al di là del corpo fisico, diventando consapevoli di ciò che vi circonda. Osservate i suoni, gli odori e le sensazioni dell'ambiente, permettendovi di sentire una connessione più ampia con tutto ciò che vi circonda.

Fase 4: Esplorazione interiore

Rivolgete la vostra attenzione al mondo interiore. Osservate i vostri pensieri, le emozioni e le sensazioni interiori. Siate aperti e ricettivi a qualsiasi esperienza si presenti, senza giudicare o opporre resistenza.

Esplorate i diversi strati della vostra coscienza, approfondendo la vostra interiorità. Siate disposti a connettervi con parti di voi stessi che potrebbero essere dimenticate o nascoste.

Passo 5: Connettersi con la coscienza universale

Apritevi a una coscienza espansa che trascende i limiti dell'io individuale. Sentitevi connessi alla coscienza universale, al tessuto interconnesso di tutte le cose.

Permettete a voi stessi di sentire questa connessione e unità con l'universo, riconoscendovi come espressione unica e preziosa di questa coscienza più grande.

Passo 6: Integrazione e gratitudine

Al termine della pratica di espansione della coscienza, prendetevi un momento per riflettere sull'esperienza. Riconoscete qualsiasi intuizione, comprensione o trasformazione avvenuta durante la pratica.

Provate gratitudine per l'opportunità di espandere la vostra coscienza e per la connessione più profonda con il sé e l'universo. Esprimere gratitudine per il processo di crescita e apprendimento continuo.

La pratica regolare delle tecniche di espansione della coscienza può portare a una maggiore consapevolezza di sé, degli altri e dell'universo nel suo complesso. Siate aperti, pazienti e ricettivi alle esperienze che si presentano durante questo viaggio. Ricordate che ogni persona può vivere un'esperienza unica e preziosa e che non esiste un giusto o uno sbagliato quando si tratta di espandere la coscienza.

55
Attivare il DNA

Fase 1: Preparazione

Trovate un luogo tranquillo dove potete concentrarvi senza interruzioni. Sedetevi o sdraiatevi in una posizione comoda, mantenendo la colonna vertebrale eretta.

Fate alcuni respiri profondi per rilassare il corpo e la mente, lasciando andare pensieri e preoccupazioni.

Fase 2: Intenzione

Stabilite un'intenzione chiara per l'attivazione del DNA. Potreste voler risvegliare e accedere più pienamente al vostro potenziale umano, aumentare la vostra consapevolezza spirituale o promuovere la guarigione e l'equilibrio a tutti i livelli.

Mantenete questa intenzione nel cuore e nella mente per tutta la durata del processo.

Fase 3: visualizzazione

Chiudete gli occhi e iniziate a visualizzare un flusso di luce bianca pura che scende dal cosmo e si muove attraverso la sommità del capo (chakra della corona).

Visualizzate questa luce che penetra delicatamente nel vostro corpo, attraversando ogni cellula, ogni organo e ogni sistema del vostro essere.

Fase 4: Mantra e affermazioni

Mentre visualizzate la luce che scorre nel vostro corpo, ripetete i mantra o le affermazioni che risuonano con voi. Per esempio, potreste dire: "Attivo il mio DNA per il più alto potenziale di amore, saggezza e guarigione" o qualsiasi altra affermazione che risuoni con la vostra intenzione.

Sentite la vibrazione e l'energia delle parole mentre le ripetete, permettendo loro di integrarsi nel vostro essere.

Fase 5: Respirazione consapevole

Concentratevi sul vostro respiro e iniziate a respirare consapevolmente. Inspirate profondamente dal naso ed espirate dalla bocca, permettendo all'energia vitale di fluire attraverso di voi.

Mentre respirate, immaginate che ogni inspirazione attivi ed energizzi il vostro DNA, espanda la vostra coscienza e vi connetta con il vostro sé superiore.

Passo 6: Gratitudine e chiusura

Al termine della pratica di attivazione del DNA, prendetevi un momento per esprimere gratitudine per l'esperienza e per l'opportunità di espandere e risvegliare il vostro potenziale.

Visualizzate la luce brillante che riempie tutto il vostro essere e si irradia nel mondo intorno a voi, condividendo amore ed energia positiva.

Ricordate che l'attivazione del DNA è un processo continuo e graduale. Sono essenziali una pratica regolare e l'apertura a ricevere cambiamenti e intuizioni. Siate disposti a connettervi con il vostro sé superiore, confidando nel vostro processo individuale di evoluzione e crescita.

Attenzione: è importante sottolineare che la tecnica di attivazione del DNA menzionata è un approccio spirituale. Il concetto di attivazione del DNA è spesso associato a prospettive esoteriche e metafisiche. È quindi essenziale avvicinarsi a queste pratiche con mente aperta e discernimento personale.

56
Respirazione consapevole

Passo 1: Preparazione

Trovate un luogo tranquillo e confortevole dove possiate sedervi o sdraiarvi indisturbati. Assicuratevi che la colonna vertebrale sia eretta, permettendo all'aria di fluire liberamente.

Chiudete gli occhi o teneteli leggermente aperti, con uno sguardo morbido su un punto fisso davanti a voi.

Fase 2: consapevolezza del respiro

Cominciate a rivolgere la vostra attenzione al respiro. Osservate il flusso naturale dell'aria che entra ed esce dal vostro corpo.

Concentratevi sulla sensazione del respiro nelle narici, sul movimento dell'addome o sul flusso d'aria nelle vie respiratorie.

Fase 3: Respirazione profonda

Iniziate a respirare più profondamente, inspirando lentamente dal naso ed espirando dalla bocca. Sentite l'aria che riempie i polmoni e lasciatevi rilassare ancora di più a ogni espirazione.

Mentre respirate profondamente, cercate di espandere l'addome durante l'inspirazione e di contrarlo delicatamente durante l'espirazione.

Fase 4: Ritmo e conteggio

Per concentrare la mente e stabilire un ritmo, potete scegliere di contare i vostri respiri. Per esempio, inspirate al ritmo di quattro, trattenete il respiro per un momento e poi espirate di nuovo al ritmo di quattro.

Mantenete un ritmo comodo e naturale per voi, regolando il conteggio secondo le necessità.

Fase 5: osservazione senza giudizio

Mentre praticate la respirazione consapevole, siate consapevoli di tutti i pensieri, le emozioni o le sensazioni fisiche che si presentano. Osservateli senza giudicarli, lasciando che vadano e vengano, come le nuvole che passano nel cielo.

Se la mente vaga, riportate delicatamente l'attenzione sul respiro, senza preoccuparvi di eventuali interruzioni o distrazioni.

Passo 6: Rilassamento e presenza

Mentre continuate a respirare consapevolmente, permettete a voi stessi di rilassarvi ancora di più a ogni espirazione. Sentite la vostra mente calmarsi e la vostra consapevolezza espandersi nel momento presente.

Siate completamente presenti nella vostra esperienza respiratoria, lasciando andare le preoccupazioni passate o future. Siate semplicemente, respirando consapevolmente.

Praticare regolarmente la respirazione consapevole può aiutare a calmare la mente, a ridurre lo stress e a promuovere un maggiore stato di consapevolezza nel momento presente. Potete praticare questa tecnica per qualche minuto ogni giorno o ogni volta che avete bisogno di un momento di tranquillità e di connessione con voi stessi.

Ricordate che ogni persona può avere un'esperienza unica con la respirazione consapevole, quindi adattate la tecnica in base a ciò che funziona meglio per voi.

57
Rigenerazione cellulare

Fase 1: Preparazione

Trovate un luogo tranquillo dove potete sedervi o sdraiarvi comodamente senza essere interrotti. Assicuratevi che la colonna vertebrale sia eretta per facilitare la respirazione e il flusso di energia.

Chiudete gli occhi o teneteli leggermente aperti, con uno sguardo morbido su un punto fisso davanti a voi.

Fase 2: rilassamento

Cominciate a rilassare il corpo e la mente attraverso respiri lenti e profondi. Lasciate che ogni tensione o stress venga rilasciato con ogni espirazione.

Concentratevi sul rilassamento di ogni parte del corpo, dai piedi alla testa. Sentitevi sprofondare in un profondo senso di calma e tranquillità.

Fase 3: Intenzione e concentrazione

Stabilite una chiara intenzione di rigenerazione cellulare, concentrandovi sulla guarigione e sul ringiovanimento del vostro corpo a livello cellulare.

Visualizzate le cellule del vostro corpo che si rinnovano e si rigenerano con vitalità e salute. Visualizzatele con una luce intensa e radiosa.

Fase 4: Respirazione energetica

Iniziate a respirare profondamente e consapevolmente, prestando attenzione al vostro respiro. Mentre inspirate, immaginate di portare nel vostro corpo energia vitale e curativa.

Visualizzate questa energia che fluisce in ogni cellula, nutrendola e rivitalizzandola. Sentitevi pieni di questa energia curativa a ogni inspirazione.

Fase 5: Visualizzazione e affermazioni

Mentre respirate, visualizzate ogni cellula del vostro corpo che si rinnova e si rigenera. Vedetele diventare vibranti e sane, riportandosi al loro stato ottimale.

Accompagnate questa visualizzazione con affermazioni positive, come "Le mie cellule si rigenerano con salute e vitalità", "Il mio corpo è un veicolo di guarigione e ringiovanimento" o altre frasi che risuonano con voi.

Fase 6: Gratitudine e chiusura

Al termine della pratica di rigenerazione cellulare, prendetevi un momento per esprimere gratitudine per il vostro corpo e per l'intero processo di guarigione che sta avvenendo.

Ringraziate le vostre cellule per la loro funzione vitale e per la loro capacità di rigenerarsi. Sentitevi pieni di gratitudine e amore per voi stessi e per il vostro corpo.

Praticare regolarmente la rigenerazione cellulare può contribuire a promuovere la salute, il benessere e la vitalità del vostro corpo. Ricordate che la visualizzazione e le affermazioni sono modi potenti per dirigere l'energia e l'intenzione, e la pratica costante può portare risultati positivi nel tempo.

58
Trovare il Bambino Stellare

Fase 1: auto-interrogazione e riflessione

Prendetevi un momento di tranquillità per interrogarvi e riflettere su voi stessi. Chiedetevi se vi sentite profondamente connessi al cosmo, se avete un senso di appartenenza a qualcosa di più grande della Terra e se vi sentite diversi o speciali in qualche modo.

Osservate le vostre esperienze di vita, le vostre percezioni e intuizioni. Prestate attenzione a qualsiasi caratteristica, abilità o dono insolito che possiate avere.

Fase 2: Ricerca ed esplorazione

Fate ricerche e studi sulle caratteristiche associate ai "bambini delle stelle". Questo può includere informazioni sulle origini stellari, sulle missioni dell'anima, sulle capacità intuitive, sulla sensibilità all'ambiente, sulla profonda empatia, sulle connessioni spirituali e su altri aspetti.

Mentre leggete queste caratteristiche, verificate se risuonano con voi e con le vostre esperienze e sensazioni interiori.

Fase 3: Autoconnessione e intuizione

Praticate momenti di quiete e introspezione per connettervi con il vostro sé interiore. Questo può avvenire attraverso la meditazione, la contemplazione silenziosa o altre pratiche che aiutano a calmare la mente e ad aprire il cuore.

Notate quali intuizioni, intuizioni o sentimenti emergono durante questi momenti di connessione con il sé. Prestate particolare attenzione a qualsiasi informazione che possa indicare una connessione con le stelle o un'origine cosmica.

Fase 4: Cercare una comunità

Cercate comunità online o gruppi locali dedicati allo studio e alla discussione dei "bambini delle stelle". Collegatevi con altre persone che possono avere esperienze simili e condividere conoscenze e storie.

Partecipate alle discussioni, fate domande e condividete le vostre esperienze per approfondire la vostra comprensione e sentirvi sostenuti in questo processo di scoperta.

Fase 5: integrazione e accettazione

Ricordate che l'identificazione come "bambino delle stelle" è un percorso personale e unico per ogni individuo. Indipendentemente dal risultato, siate aperti ad accettare e integrare le vostre esperienze e percezioni.

Riconoscete che siamo tutti esseri cosmici, connessi all'universo in modi diversi e significativi, indipendentemente dal fatto che ci identifichiamo esplicitamente come "bambini delle stelle" o meno.

È importante affrontare questa esplorazione con una mente aperta e una sana dose di discernimento. Ricordate che l'auto-scoperta è un processo continuo e che voi siete la migliore autorità del vostro cammino spirituale.

59
Accedere allo stargate

Passo 1: Preparazione e intenzione

Trovate un luogo tranquillo dove possiate sedervi o sdraiarvi comodamente senza essere disturbati. Assicuratevi che la colonna vertebrale sia eretta per facilitare la respirazione e il flusso di energia.

Stabilite una chiara intenzione di connettervi con uno Stargate. Visualizzate voi stessi aperti e ricettivi all'energia e alle esperienze che possono sorgere durante il processo.

Fase 2: Meditazione e rilassamento

Iniziate una pratica di meditazione per rilassare la mente e calmare il corpo. Questo può essere fatto attraverso tecniche di respirazione consapevole, visualizzazioni guidate o qualsiasi altro approccio con cui vi sentite a vostro agio.

Lasciate che la vostra mente si calmi e si apra a una sensazione di tranquillità e ricettività. Lasciate andare i pensieri e le preoccupazioni quotidiane.

Fase 3: Visualizzazione e intenzione

Visualizzate uno Stargate davanti a voi, che sia un portale di luce, un portale dimensionale o qualsiasi immagine che risuoni con voi. Sentite l'energia pulsante e potente che emana dal portale.

Intensificate la vostra intenzione di connettervi con gli esseri e le energie stellari. Sentite il vostro cuore aprirsi e lasciatevi avvolgere da questa energia stellare.

Fase 4: Permesso e abbandono

Dichiarate ad alta voce o internamente la vostra intenzione di permettere alle energie stellari di connettersi con voi. Apritevi a ricevere qualsiasi messaggio, intuizione o esperienza che possa emergere durante il processo.

Siate aperti e ricettivi, fidandovi del flusso di energie e del vostro discernimento.

Fase 5: Esplorazione e comunicazione

Mentre vi connettete con lo Stargate, sentitevi liberi di esplorare e interagire con le energie e gli esseri stellari presenti. Fate domande, condividete le vostre intenzioni e apritevi a ricevere indicazioni o intuizioni.

Prestate attenzione a qualsiasi informazione, immagine, sensazione o conoscenza che possa emergere durante questo periodo di connessione. Fidatevi della vostra intuizione e permettete a voi stessi di sperimentare le cose in modo autentico.

Fase 6: Chiusura e gratitudine

Quando sentite di essere pronti a terminare la pratica, ringraziate gli esseri stellari, lo Stargate e voi stessi per l'esperienza.

Tornate alla consapevolezza del vostro corpo fisico, muovetevi delicatamente e prendetevi un momento per integrare qualsiasi apprendimento o intuizione che avete ricevuto.

Ricordate che l'accesso allo Stargate è un'esperienza personale e unica per ogni individuo. La pratica regolare e l'apertura a queste esperienze possono portare a un maggiore contatto con le energie e gli esseri stellari. Fidatevi del vostro viaggio e seguite la vostra intuizione mentre esplorate questo percorso di connessione cosmica.

60
Trasmutazione energetica

Passo 1: Consapevolezza energetica

Diventate consapevoli delle energie che vi circondano, sia internamente che esternamente. Osservate le vostre emozioni, i vostri pensieri e le vostre sensazioni fisiche. Rendetevi conto anche delle energie presenti nel vostro ambiente e nelle interazioni con le altre persone.

Riconoscete che tutte le energie hanno una vibrazione e una qualità uniche.

Fase 2: Intenzione e concentrazione

Stabilite una chiara intenzione di trasmutare e trasformare le energie negative in energie positive. Stabilite l'intenzione di lavorare con le energie in un modo che sia benefico per voi stessi e per gli altri.

Concentrate la vostra attenzione su aree specifiche in cui sentite che ci sono energie negative o bloccate che devono essere trasmutate.

Fase 3: visualizzazione e alchimia

Visualizzatevi circondati da una luce bianca, dorata o colorata che rappresenta l'energia pura e trasformativa. Sentite questa luce che permea tutto il vostro essere, riempiendovi di un senso di pace, amore e armonia.

Immaginate che questa luce si espanda oltre voi, avvolgendo le energie negative che avete identificato. Vedete queste energie dissolversi e trasformarsi in pura luce positiva.

Passo 4: Respirazione consapevole

Utilizzate la respirazione come strumento di trasmutazione energetica. Inspirate profondamente, visualizzando la luce pura che entra nel vostro corpo. Espirando, rilasciate l'energia negativa e lasciatela trasmutare dalla luce.

Continuate questo processo di respirazione consapevole, permettendo alla luce pura di riempire ogni cellula del vostro corpo e di trasmutare qualsiasi energia negativa presente.

Fase 5: Intenzione di amore e guarigione

Stabilite un'intenzione di amore e guarigione per tutte le energie coinvolte nel processo di trasmutazione. Provate una profonda compassione per queste energie, riconoscendo che anch'esse sono parti del tutto.

Coinvolgete le energie trasmutate in un'intenzione di guarigione e armonia, augurando loro di trovare il proprio equilibrio e di integrarsi nel flusso universale di amore e luce.

Fase 6: Pratica regolare e cura di sé

La trasmutazione energetica è una pratica continua. Ritagliatevi regolarmente del tempo per mettere in pratica queste tecniche, che vi aiuteranno a mantenere il vostro campo energetico pulito ed equilibrato.

Inoltre, prendetevi cura di voi stessi praticando l'autocura e sviluppando una sana routine. Questo include un riposo adeguato, cibo nutriente, pratiche di rilassamento e attività che promuovono il benessere generale.

Ricordate che la trasmutazione energetica è un processo individuale e che ogni persona può trovare i propri approcci e le proprie tecniche. Fidatevi della vostra intuizione e adattate le pratiche in base a ciò che risuona con voi. Man mano che diventerete più abili nella trasmutazione energetica, sarete in grado di creare un ambiente interno ed esterno più armonioso e vibrante.

61
Ancoraggio

Passo 1: consapevolezza del corpo

Iniziate a prendere coscienza del vostro corpo fisico. Sedetevi o state in piedi comodamente. Chiudete gli occhi e fate qualche respiro profondo per rilassarvi.

Sentite il contatto del vostro corpo con la sedia, il pavimento o qualsiasi superficie su cui vi appoggiate. Notate le sensazioni fisiche, come la pressione, il peso e il calore.

Fase 2: connessione con la terra

Visualizzate le radici che crescono dai vostri piedi (o dalla base della colonna vertebrale, se siete seduti). Queste radici si estendono in profondità nel terreno, collegandosi con il nucleo della Terra.

Sentite l'energia della Terra che sale attraverso le radici e fluisce nel vostro corpo. Questa energia è stabile, forte e radicante.

Fase 3: Respiro e intenzione

Usate il respiro per rafforzare il vostro ancoraggio. Inspirando, immaginate di tirare l'energia della Terra verso l'alto, verso il vostro corpo. Espirando, lasciate che questa energia si diffonda nel vostro corpo, riempiendolo di vitalità.

Stabilite una chiara intenzione di ancorarvi al momento presente e di essere presenti nel vostro corpo. Concentratevi sull'essere pienamente presenti nel qui e ora, liberandovi da preoccupazioni e pensieri dispersi.

Fase 4: Visualizzazione dell'ancoraggio

Visualizzate un'ancora forte e stabile che scende dalla vostra base (piedi o base della colonna vertebrale) verso il centro della Terra. Questa ancora è fatta di un materiale robusto, come il metallo o il cristallo.

Vedete quest'ancora che si inserisce in profondità nel nucleo della Terra, fornendo una connessione sicura e stabile.

Fase 5: Integrazione ed espansione

Sentite la sensazione di essere radicati e ancorati. Notate come questa connessione con la Terra porti stabilità, sicurezza ed equilibrio al vostro corpo e alla vostra mente.

Da questo stato di ancoraggio, permettete a voi stessi di espandersi e di interagire con il mondo circostante. Sentitevi radicati e allo stesso tempo aperti a ricevere e condividere energia.

Passo 6: Pratica regolare

L'ancoraggio è una pratica che può essere incorporata nella vita quotidiana. Dedicate qualche minuto al giorno per connettervi con la Terra e rafforzare il vostro ancoraggio.

Inoltre, in situazioni di stress, ansia o quando vi sentite squilibrati, ricordatevi di ancorarvi consapevolmente per aiutarvi a ritrovare la vostra stabilità emotiva e mentale.

Ricordate che l'ancoraggio è uno strumento potente per equilibrare le energie e connettersi con il presente. Esercitatevi regolarmente e adattate le tecniche in base alle vostre preferenze personali. Sentendovi ancorati, sarete in grado di affrontare le sfide della vita con maggiore stabilità e chiarezza.

62
Risonanza Arturiana

Passo 1: Intenzione e apertura

Stabilite una chiara intenzione di sintonizzarvi e risuonare con le energie arturiane. Siate aperti e ricettivi a ricevere i messaggi e le frequenze vibrazionali degli Arturiani.

Siate disposti a connettervi con l'amore, la saggezza e la guarigione che gli Arturiani possono offrire.

Fase 2: Preparazione e ambientazione

Scegliete un luogo tranquillo dove potete sedervi o sdraiarvi comodamente. Assicuratevi che l'ambiente sia pulito e privo di distrazioni. Se lo desiderate, potete accendere candele, incenso o usare cristalli per creare un'atmosfera sacra.

Spegnete o riducete al minimo qualsiasi fonte di rumore esterno, come telefoni cellulari o televisori.

Fase 3: meditazione e rilassamento

Iniziate una pratica di meditazione per calmare la mente e rilassare il corpo. Questo può essere fatto attraverso tecniche di respirazione consapevole, visualizzazioni guidate o qualsiasi altro metodo con cui vi sentite a vostro agio.

Permettete alla vostra mente di calmarsi e di entrare in uno stato meditativo ricettivo. Apritevi all'esperienza di sintonizzarvi con le energie arturiane.

Fase 4: sintonizzarsi sulla frequenza arturiana

Visualizzate una luce brillante e bluastra che avvolge tutto il vostro essere. Sentite questa luce permeare ogni cellula del vostro corpo, portando un senso di pace, armonia e amore incondizionato.

Aprite il vostro cuore per ricevere le frequenze vibrazionali arturiane. Immaginate di sintonizzarvi con la coscienza collettiva degli Arturiani, permettendo alla loro saggezza e alla loro guarigione di fluire verso di voi.

Passo 5: Comunicazione e interazione

Fate domande o condividete le vostre intenzioni con gli Arturiani. Attraverso i pensieri, le parole o anche la scrittura.

Siate aperti a ricevere messaggi, intuizioni, indicazioni o sensazioni fisiche che possono emergere durante la vostra pratica di sintonizzazione. Fidatevi della vostra intuizione e lasciatevi immergere nell'esperienza della risonanza arturiana.

Fase 6: Chiusura e gratitudine

Quando sentite che è il momento di terminare la pratica, ringraziate gli Arturiani e le energie con cui vi siete connessi. Esprimete gratitudine per la saggezza e la guarigione che avete ricevuto.

Tornate alla consapevolezza del presente, muovetevi delicatamente e prendetevi un momento per riflettere sulla vostra esperienza. Scrivete tutte le intuizioni o le informazioni che avete ricevuto.

Ricordate che la risonanza arturiana è un'esperienza personale e unica per ogni individuo. Esercitatevi regolarmente e fidatevi della vostra intuizione e del vostro discernimento. Approfondendo questa pratica, potrete sviluppare una connessione più profonda e significativa con gli Arturiani e le loro energie di amore e guarigione.

63
Conoscenza di sé

Passo 1: Intenzione e apertura

Stabilite una chiara intenzione di cercare la conoscenza di voi stessi e siate aperti a esplorare voi stessi in modo onesto e compassionevole. Siate disposti a conoscere voi stessi a un livello più profondo, compresi i vostri pensieri, emozioni, credenze e modelli di comportamento.

Siate aperti a ricevere intuizioni e a comprendere meglio chi siete.

Fase 2: Riflessione e autointerrogazione

Dedicate del tempo alla riflessione e alle domande su di voi. Ponetevi domande profonde sulle vostre esperienze di vita, sulle vostre motivazioni, sui vostri valori e sulle vostre aspirazioni. Mettete in discussione le vostre convinzioni limitanti e gli schemi ripetitivi.

Scrivete le vostre riflessioni su un diario o su un quaderno, in modo da chiarire i vostri pensieri e registrare le vostre scoperte.

Fase 3: Pratiche di autoconnessione

Dedicate del tempo a pratiche che vi aiutino a connettervi con voi stessi, come la meditazione, lo yoga, le passeggiate nella natura, l'arte o qualsiasi attività che vi permetta di essere presenti e in sintonia con la vostra essenza.

Esplorate diverse tecniche e trovate quelle che risuonano con voi, offrendovi momenti di silenzio, introspezione e auto-riflessione.

Fase 4: Auto-osservazione consapevole

Coltivate la capacità di osservarvi consapevolmente e senza giudizio. Osservate i vostri pensieri, emozioni e comportamenti senza esserne completamente coinvolti. Diventate un osservatore neutrale di voi stessi.

Siate consapevoli dei vostri schemi e delle vostre reazioni automatiche. Osservandovi in modo oggettivo, sarete in grado di identificare le aree di crescita e di cambiamento.

Fase 5: Accettazione e compassione

Praticate l'accettazione e la compassione per voi stessi. Riconoscete di essere un essere umano in costante evoluzione e che tutti noi abbiamo aree di forza e di debolezza. Siate gentili con voi stessi quando scoprite parti di voi che possono essere impegnative o difficili.

Accogliete tutte le sfaccettature del vostro essere con amore e comprensione.

Passo 6: Cercare la conoscenza esterna

Cercate la conoscenza esterna attraverso libri, corsi, conferenze, terapie o qualsiasi altra fonte che possa offrire intuizioni e prospettive sulla conoscenza di sé.

Siate aperti ad apprendere da diverse filosofie, pratiche spirituali, approcci terapeutici o sistemi di credenze che risuonano con voi e vi aiutano nel vostro viaggio di auto-scoperta.

Fase 7: Integrazione e trasformazione di sé

Man mano che acquisite conoscenze su voi stessi, cercate il modo di integrare queste scoperte nella vostra vita quotidiana. Identificate le aree in cui volete crescere e svilupparvi e prendete provvedimenti concreti per promuovere un cambiamento positivo.

Siate aperti a trasformarvi man mano che vi conoscete meglio, sfruttando il potere dell'autoconoscenza per vivere una vita più autentica e significativa.

Ricordate che il viaggio nella conoscenza di sé è continuo e non lineare. Esercitatevi regolarmente e siate pazienti con voi stessi. Approfondendo la conoscenza di sé, coltivate una connessione più profonda con voi stessi e con il mondo che vi circonda.

64
Riconoscere i doni

Fase 1: Autoesplorazione e autoconsapevolezza

Prendetevi il tempo necessario per esplorare e sviluppare la consapevolezza di voi stessi. Osservate i vostri interessi, le vostre capacità e le vostre aree di curiosità. Prestate attenzione alle attività in cui eccellete naturalmente e che vi danno gioia e soddisfazione.

Fate un elenco delle cose che vi piace fare e in cui vi sentite a vostro agio. Scrivete i talenti o le capacità che avete già individuato in voi stessi.

Fase 2: Sperimentazione ed esplorazione

Datevi il permesso di sperimentare ed esplorare diverse aree di interesse. Provate nuove attività, partecipate a workshop, frequentate corsi o trovate mentori che vi guidino nel vostro processo di scoperta.

Siate aperti a uscire dalla vostra zona di comfort e a provare cose nuove. A volte si può scoprire un dono nascosto esplorando aree che non si erano mai considerate prima.

Fase 3: Osservare le reazioni e il feedback

Osservate le reazioni delle persone intorno a voi quando siete coinvolti in attività specifiche. Prestate attenzione ai complimenti, ai commenti positivi e ai feedback che ricevete. Questo può darvi indizi preziosi sui vostri doni naturali.

Siate aperti al feedback costruttivo e al punto di vista degli altri. A volte gli altri possono vedere in voi talenti e capacità di cui non vi siete resi conto da soli.

Fase 4: Tracciare la passione e il flusso

Prestate attenzione alle attività che vi danno energia e nelle quali perdete la cognizione del tempo. Queste sono le attività in cui potreste esprimere i vostri doni naturali.

Notate come vi sentite quando siete immersi in un'attività. La sensazione di flusso, entusiasmo e gioia può essere un indicatore del fatto che siete connessi ai vostri doni.

Fase 5: autoriflessione e autovalutazione

Prendetevi del tempo per riflettere sui vostri punti di forza e sui vostri talenti. Fate un elenco delle cose che sapete fare bene e delle capacità che gli altri riconoscono in voi.

Valutate come questi doni possono essere applicati in diverse aree della vostra vita, come il lavoro, le relazioni, gli hobby o il servizio alla comunità.

Fase 6: coltivare e valorizzare i propri doni

Una volta identificati i vostri doni, cercate dei modi per coltivarli e valorizzarli. Questo può avvenire attraverso la pratica regolare, l'istruzione, la formazione o il tutoraggio.

Cercate opportunità per condividere i vostri doni con gli altri e trovate modi per applicarli nella vostra vita quotidiana.

Ricordate che il riconoscimento dei doni è un processo individuale e può richiedere tempo. Siate pazienti con voi stessi e fidatevi del vostro intuito. Quando vi sintonizzerete con i vostri doni naturali, potrete trovare un maggiore senso di scopo e di realizzazione nella vostra vita.

65
Irradiare la Luce Arturiana

Passo 1: Preparazione e intenzione

Trovate uno spazio tranquillo dove potete sedervi o sdraiarvi comodamente. Assicuratevi di non essere interrotti durante la pratica.

Stabilite una chiara intenzione di irradiare la luce arturiana a beneficio vostro e di tutti gli esseri coinvolti. Visualizzate voi stessi come un canale di luce, connesso alle energie arturiane e pronto a irradiarle.

Fase 2: Sintonizzazione e connessione

Chiudete gli occhi e iniziate a respirare profondamente, permettendo al vostro corpo di rilassarsi. Connettetevi con il vostro respiro ed entrate in uno stato di calma e tranquillità.

Visualizzate una luce bianca brillante che scende dall'alto e avvolge tutto il vostro essere. Sentite questa luce pura e amorevole che penetra in ogni cellula del vostro corpo, purificando e rafforzando la vostra energia.

Fase 3: Attivazione della Luce Arturiana

Visualizzate un fascio di luce blu vibrante che scende dal cielo ed entra nella parte superiore della vostra testa, scorrendo attraverso il vostro corpo. Sentite questa luce espandersi e riempire tutto il vostro essere.

Mentre la luce arturiana riempie il vostro essere, permettete a voi stessi di assorbire le sue qualità di guarigione, saggezza e amore incondizionato. Sentitevi connessi alla coscienza arturiana e permettetele di fluire attraverso di voi.

Fase 4: Irradiazione della luce arturiana

Visualizzatevi avvolti in un campo di luce arturiana radiante. Mentre respirate, immaginate che questa luce si espanda oltre il vostro corpo, irradiandosi nell'ambiente che vi circonda.

Permettete alla luce arturiana di estendersi oltre lo spazio fisico, comprendendo la vostra comunità, il vostro Paese e il mondo intero. Visualizzate la luce arturiana che porta guarigione, pace e armonia a tutti gli esseri.

Passo 5: Intenzione di guarigione e trasformazione

Mentre irradiate la luce arturiana, dirigete la vostra intenzione verso la guarigione e la trasformazione. Inviate amore e guarigione a tutti gli esseri che soffrono, alle aree di conflitto e alla guarigione del pianeta nel suo complesso.

Visualizzate la luce arturiana che dissolve le energie negative, i traumi o i blocchi, sostituendoli con luce e amore. Visualizzate la guarigione che si diffonde e tocca la vita di tutti gli esseri.

Fase 6: Gratitudine e chiusura

Al termine della pratica, esprimete gratitudine alle energie arturiane per la loro presenza e il loro aiuto nell'irradiare la luce. Ringraziate per essere un canale di luce e per aver contribuito alla guarigione e alla trasformazione del mondo.

Tornate alla vostra consapevolezza presente, aprite gli occhi e portate con voi la sensazione di connessione con la luce arturiana per tutta la giornata.

Ricordate che irradiare la luce arturiana è una pratica che mira a portare guarigione, amore e trasformazione. Esercitatevi regolarmente e permettete a voi stessi di esplorare questa connessione con le energie arturiane nel vostro viaggio di crescita spirituale.

66
Aumento di coscienza

Passo 1: coltivare la consapevolezza del momento presente

Praticate la consapevolezza e la mindfulness nelle vostre attività quotidiane. Siate completamente presenti nel momento presente, consapevoli delle vostre sensazioni, pensieri ed emozioni.

Sviluppate la capacità di osservare i vostri schemi di pensiero e le vostre reazioni automatiche senza esserne totalmente coinvolti. Diventate un osservatore neutrale della vostra mente e delle vostre emozioni.

Fase 2: Espandere la coscienza

Esplorate diverse pratiche spirituali che possono aiutarvi a espandere la vostra coscienza, come la meditazione, lo yoga, le visualizzazioni e le tecniche di respirazione consapevole. Queste pratiche possono aiutare ad aprire la mente a livelli più sottili di percezione e consapevolezza.

Fase 3: interrogarsi e riflettere su se stessi

Ponete domande profonde sullo scopo della vostra vita, sulle vostre convinzioni, sui vostri valori e sulla vostra identità. Mettete in discussione i presupposti e gli schemi limitanti che possono limitare la vostra consapevolezza.

Dedicate regolarmente del tempo all'autoriflessione e all'analisi delle vostre esperienze, imparando da esse e cercando di crescere ed evolvere come essere umano.

Fase 4: Ricerca della conoscenza

Cercate la conoscenza in diversi ambiti, come la filosofia, la spiritualità, la psicologia e la scienza. Esplorate diverse tradizioni spirituali e prospettive filosofiche per ampliare la vostra comprensione del mondo e di voi stessi.

Siate aperti a imparare dagli altri e disposti a mettere in discussione le vostre convinzioni e i vostri concetti consolidati.

Passo 5: praticare l'amore e la compassione

Coltivate l'amore e la compassione per voi stessi e per tutti gli esseri. Praticate atti di gentilezza e generosità. Sviluppate la capacità di vedere l'umanità come un'unica famiglia interconnessa.

Prendete coscienza di come le vostre azioni influenzano gli altri e cercate sempre di agire con compassione ed empatia.

Passo 6: Sintonizzarsi con la saggezza interiore

Connettetevi con la vostra intuizione e saggezza interiore. Imparate a fidarvi della vostra voce interiore e a seguire la sua guida. Permettete alla vostra intuizione di guidarvi nelle vostre scelte e decisioni.

Passo 7: Integrazione e trasformazione di sé

Man mano che la vostra consapevolezza si espande, cercate di integrare le intuizioni e le conoscenze acquisite nella vostra vita quotidiana. Cercate di trasformarvi, lavorando per allineare le vostre azioni e i vostri comportamenti con la visione ampliata di voi stessi e del mondo.

Ricordate che l'ascesa della coscienza è un processo continuo e individuale. Rispettate il vostro ritmo e siate aperti a crescere ed evolvere nel tempo. Permettetevi di immergervi in questo viaggio di espansione della coscienza con curiosità, umiltà e amore.

Ringraziamenti

Caro lettore,

desidero esprimere la mia profonda gratitudine per aver seguito questa guida alle tecniche. La guarigione energetica è un viaggio personale e significativo che richiede dedizione, apertura e perseveranza, e sono felice di aver condiviso queste informazioni con te.

Ricordate che i percorsi sono unici per ogni individuo e che avete il potere di esplorare e scoprire la vostra verità interiore. Mettendo in pratica le tecniche presentate, fate un passo importante verso il risveglio del vostro potenziale più elevato.

La ricerca della conoscenza di sé, della guarigione e dell'evoluzione spirituale è un viaggio continuo e spero che queste tecniche vi abbiano fornito un valido punto di partenza. Vi incoraggio a continuare a esplorare, imparare e crescere al vostro ritmo.

Vi ringrazio sinceramente per la vostra dedizione alla ricerca di una comprensione più profonda di voi stessi e del mondo che vi circonda. Che possiate trovare pace, gioia e ispirazione nel vostro viaggio di ascesa della coscienza.

www.ingramcontent.com/pod-product-compliance
Lightning Source LLC
LaVergne TN
LVHW040051080526
838202LV00045B/3580